高级卫生专业技术资格考试用书
消化内科学模拟试卷（一）

主　编　段志军
编　者　(按姓氏笔画排序)
于　涛　王红微　齐丽娜
孙石春　张　彤

中国协和医科大学出版社

模拟试卷（一）

一、单选题（以下每道考题有 5 个备选答案，请选择 1 个最佳答案）

1. 真菌性食管炎最常见的病原菌是（　）。
   A. 白色念珠菌
   B. 克鲁斯念珠菌
   C. 热带念珠菌
   D. 放线菌
   E. 组织胞浆菌

2. 早期食管癌是指（　）。
   A. 病变小于 1cm，仅累及黏膜层
   B. 病变小于 2cm，仅累及黏膜层
   C. 病变小于 2cm，仅累及黏膜层和黏膜下层，无转移
   D. 病变小于 3cm，仅累及黏膜层，无转移
   E. 病变小于 3cm，仅累及黏膜层和黏膜下层，无转移

3. 中链脂肪酸的特点不包括（　）。
   A. 分子量小、水溶性好、水解速度快
   B. 与清蛋白结合少、半衰期短
   C. 不在脂肪组织中蓄积，也较少发生肝脏脂肪浸润
   D. 穿过线粒体膜时较少依赖肉毒碱转移酶系统
   E. 含有较多必需脂肪酸

4. 大肠癌最常见的组织学类型为（　）。
   A. 腺癌
   B. 黏液癌
   C. 未分化癌
   D. 印戒细胞癌
   E. 鳞状细胞癌

5. 关于溃疡性结肠炎的叙述不正确的是（　）。
   A. 是一种原因不明主要发生在结肠黏膜层的炎症性病变
   B. 多起始于远段结肠，不能遍及全部结肠
   C. 多发生在 20~40 岁
   D. 起病缓慢，病程可为持续或呈活动性与缓解期交替的慢性过程
   E. 以血性黏液便、腹痛、里急后重、腹泻为主要症状

6. 患者，女性，28 岁。近 5 个月来出现低热、乏力、盗汗等症状，并逐渐出现腹胀，腹部间断隐痛不适。既往史：幼时曾患肺门淋巴结结核。查体：腹膨隆，腹韧，无压痛、反跳痛及肌紧张，移动性浊音（+）。最可能的诊断是（　）。
   A. 结肠癌
   B. 肠伤寒
   C. 肝硬化
   D. 结核性腹膜炎
   E. 自发性腹膜炎

7. 下列有关胃肠道间质瘤（GIST）叙述正确的是（　）。
   A. GIST 是平滑肌瘤
   B. GIST 是神经鞘瘤
   C. GIST 是良性肿瘤
   D. GIST 是恶性肿瘤
   E. GIST 是良性肿瘤恶性变

8. 下列关于小肠性腹泻的叙述不正确的是（　）。

A. 无里急后重

B. 腹痛多位于脐周

C. 粪便量多，烂或稀薄

D. 无体重改变

E. 排便次数 3~10 次/天

9. 最常引起肝硬化的肝炎类型是（　）。

A. 急性重型肝炎和亚急性重型肝炎

B. 急性重型肝炎和慢性活动性肝炎

C. 亚急性重型肝炎和慢性活动性肝炎

D. 亚急性重型肝炎和慢性持续性肝炎

E. 慢性活动性肝炎和慢性持续性肝炎

10. 患者，女性，45 岁。反复上腹部疼痛 10 年，伴反酸、嗳气。最具诊断意义的检查项目是（　）。

A. 消化道钡剂造影

B. 腹部 B 超

C. 胃镜检查

D. 便潜血试验

E. 胃液分析

11. 肝硬化患者不会出现的内分泌失调表现是（　）。

A. 雌激素增多

B. 血管升压素增多

C. 醛固酮增多

D. 雄激素减少

E. 肾上腺糖皮质激素增多

12. 患蛋白丢失性胃肠病时，血液中的有形成分也可以经胃肠道丢失，其中丢失最明显的是（　）。

A. 红细胞

B. 中性粒细胞

C. 单核细胞

D. 淋巴细胞

E. 血小板

13. 反流性食管炎的主要发病机制为（　）。

A. 食管下端括约肌（LES）功能减弱

B. 食管蠕动功能障碍

C. 胃酸分泌功能增加

D. 膈食管韧带解剖缺陷

E. 支配食管的交感神经兴奋占优势

14. 肠结核出现腹部肿块最常见于（　）。

A. 增生性肠结核

B. 溃疡性肠结核并肠曲及周围粘连

C. 溃疡性肠结核并局限性腹膜炎

D. 溃疡性肠结核同时有女性生殖器结核

E. 溃疡性肠结核同时有肠系膜淋巴结结核

15. 患者，男性，40 岁。15 年前出现黏液血便，当时诊断为溃疡性结肠炎，一直服药治疗，病情反复，目前排便正常已 2 年。查体：浅表淋巴结无肿大，腹软，无压痛，未及包块，肠鸣音正常。肠镜检查如下图，最可能是（　）。

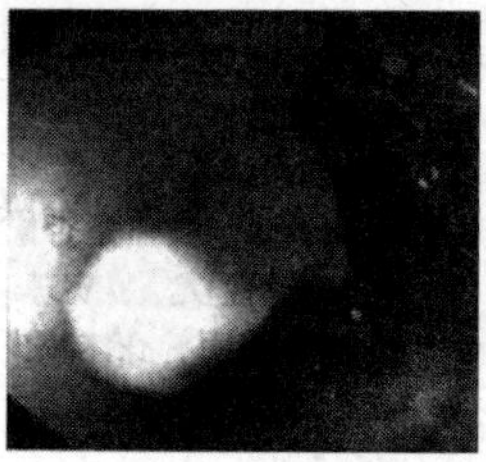

A. 溃疡性结肠炎中的炎性息肉

B. 结肠癌

C. Crohn 病

D. 肠结核

E. 结肠腺瘤

16. 血清抗线粒体抗体阳性最常见于（　）。

A. 原发性胆汁性肝硬化

B. 血吸虫病性肝硬化

C. 酒精性肝硬化

D. 心源性肝硬化

E. 原发性肝癌

17. 危险度较高的腺瘤进展为浸润性癌的风险高，危险度不高的腺瘤是（　）。
A. 管状腺瘤伴轻度不典型增生
B. 直径 1cm 的绒毛状腺瘤
C. 直径 1cm 且重度不典型增生的平坦型腺瘤
D. 直径 2cm 且重度不典型增生的管状绒毛状腺瘤
E. 直径 2cm 且重度不典型增生的锯齿状腺瘤

18. 急性胰腺炎产生休克的主要原因是（　）。
A. 心源性休克
B. 失血性休克
C. 神经性休克
D. 低血容量休克
E. 过敏性休克

19. 早期胃癌较可靠的诊断方法是（　）。
A. X 线钡剂检查
B. 影像学检查
C. 血胃蛋白酶原检查
D. 反复检测血中糖类抗原
E. 针对高危人群反复查胃镜和病理

20. 原发性腹膜炎与继发性腹膜炎的鉴别要点是（　）。
A. 发病年龄不同
B. 腹痛程度不同
C. 腹腔内有无原发病
D. 腹膜刺激征的轻重
E. 致病细菌种类不同

21. 有关结核性腹水的外观，最为常见的颜色是（　）。
A. 草黄色
B. 乳白色
C. 黏液性
D. 淡血色
E. 清亮、无色

22. 患者，女性，45 岁。慢性腹泻 20 年，排便 3~5 次/天，便稀，便前腹痛，排便后缓解。诊断为肠易激综合征。以下不是肠易激综合征表现的是（　）。
A. 很少影响食欲
B. 出现睡眠后疼痛
C. 腹痛常发生于餐后或排便前
D. 餐后腹痛者排便后可缓解
E. 当处于应激或情绪紧张时可促发或加重症状

23. 原发性肝癌最重要的早期诊断依据是（　）。
A. 黄疸
B. 核素扫描
C. AFP 动态观察
D. A 型超声波
E. 肝区疼痛

24. 食管癌最常见的好发部位是（　）。
A. 食管颈段
B. 食管上段
C. 食管中段
D. 食管下段
E. 贲门

25. 溃疡性结肠炎维持治疗的正确方案是（　）。
A. 最小剂量的激素半年
B. 最小剂量的激素 1~2 年
C. 英夫利西单抗（infliximab）3 个月
D. SASP 1~2g/d 或相当剂量的 5-ASA，2 年
E. SASP 1~2g/d 或相当剂量的 5-ASA，半年

26. 有肾损害的肝昏迷者，口服的抗生素可选择（　）。
A. 新霉素
B. 卡那霉素
C. 氨苄西林
D. 甲硝唑
E. 庆大霉素

27. 胃酸分泌量最大的时相为（　）。
A. 基础分泌相
B. 胃相
C. 头相
D. 迷走相
E. 肠相

28. 肝硬化患者出现全血细胞减少的最主要原因是（　）。
A. 功能性肾衰竭
B. 营养不良
C. 上消化道出血
D. 脾功能亢进
E. 肠道吸收障碍

29. 溃疡性结肠炎腹痛、腹泻明显时，应用较大剂量阿托品治疗可能引起的并发症是（　）。
A. 肠穿孔
B. 癌变
C. 瘘管形成
D. 中毒性巨结肠
E. 机械性肠梗阻

30. 肝性脑病昏睡期不会出现的表现为（　）。
A. 昏睡和严重精神错乱
B. 扑翼样震颤
C. 短暂的躁动或幻觉
D. 对疼痛等刺激无反应
E. 脑电图异常

31. 以下不属于肝硬化患者肝肾综合征特点的是（　）。
A. 自发性少尿或无尿
B. 氮质血症
C. 伴有肾脏的病理性改变
D. 稀释性低钠血症
E. 低尿钠

32. 雷尼替丁抑制胃酸分泌的作用机制是（　）。
A. 与盐酸作用形成盐和水
B. 与溃疡面结合形成保护屏障
C. 抑制壁细胞分泌 H^+ 的 H^+-K^+-ATP 酶
D. 可刺激局部内源性前列腺素的合成
E. 通过选择性竞争结合 H_2 受体，使壁细胞分泌胃酸减少

33. 有关胆囊结石，下列叙述正确的是（　）。
A. 男性常见
B. 可以出现梗阻性黄疸
C. 静止性结石都不需手术治疗
D. 口服法胆囊造影为首选检查
E. 诊断主要依靠病史和阳性体征

34. 关于急性胆囊炎的临床表现，下列叙述不正确的是（　）。
A. 右上腹持续性疼痛
B. 多数患者有明显黄疸
C. Murphy 征（+）
D. 常能触及肿大有触痛的胆囊
E. 常有发热，一般无寒战

35. 急性化脓性胆管炎最常见的诱因是（　）。
A. 胆管瘢痕狭窄
B. 肿瘤阻塞胆管
C. 胆结石或蛔虫阻塞胆管
D. 肠内容逆流入胆管
E. 急性胆囊炎的脓液流入胆管

二、多选题（以下每道考题有5个备选答案，每题至少有2个正确答案）

1. 以下属于胃液成分的有（　）。
   A. 盐酸
   B. 胃蛋白酶原
   C. 氨
   D. 黏液
   E. 内因子

2. 关于24小时食管pH值的监测参数，下列叙述正确的是（　）。
   A. pH＜4的总百分时间
   B. 直立及仰卧位pH＜4的百分时间
   C. 反流次数
   D. 长于10分钟的反流次数
   E. 持续最长的反流时间

3. 大肠癌的组织学类型可分为（　）。
   A. 髓样癌
   B. 黏液癌
   C. 高分化癌
   D. 印戒细胞癌
   E. 鳞状细胞癌

4. 患者，女性，52岁。具有10余年贲门失弛缓症病史，近1个月症状加重，反复卧位食物反流。患者的治疗方法有（　）。
   A. 少食多餐
   B. 饭后散步
   C. 应用止吐药
   D. 球囊扩张疗法
   E. 食管下段及贲门肌层切开术

5. 胃酸分泌功能检查法的适应证有（　）。
   A. 疑诊促胃液素瘤
   B. 鉴别胃良性与恶性肿瘤
   C. 严重高血压、冠心病、心力衰竭者
   D. 萎缩性胃炎的诊断与随访
   E. 胃大部切除术和迷走神经切断术前后，评估手术效果

6. 下列哪些情况可考虑为肠结核（　）。
   A. 红细胞沉降率快
   B. 钡剂显示回盲部狭窄
   C. 低热、盗汗、下腹疼痛及右下腹肿块
   D. 年轻人不明原因腹泻、脓血便
   E. 年轻人不明原因肠梗阻

7. 嗜酸性粒细胞性胃肠炎可累及咽部至直肠各段，其中以（　）最多见。
   A. 胃
   B. 小肠
   C. 肝脏
   D. 大网膜
   E. 脾脏

8. 慢性胆囊炎有时发现胆囊内为“白胆汁”的原因为（　）。
   A. 胆囊壁分泌黏液性物质
   B. 胆囊管完全阻塞
   C. 胆汁内胆色素被吸收
   D. 胆囊内胆汁发生感染
   E. 胆囊结石长期嵌顿

9. 以下哪些表现应考虑为结核性腹膜炎（　）。
   A. 腹水为漏出液
   B. 腹水为渗出液
   C. 腹部有柔韧感
   D. 腹部有肿块感
   E. 腹痛、弛张热超过2周以上

10. 引起肠道血管阻力增加的因素有（　）。
    A. α受体激动药
    B. 血管加压素
    C. 血管紧张素Ⅱ

D. 洋地黄
E. 钙离子阻滞药

11. 关于幽门梗阻导致的呕吐，下列叙述正确的是（ ）。
A. 伴有胃扩张
B. 呕吐物为部分消化食物
C. 导致代谢性酸中毒
D. 发生于进餐一段时间后
E. 呕吐物不含有隔夜食物

12. 原发性胆汁性肝硬化患者最突出的生化异常为（ ）。
A. 血清碱性磷酸酶（ALP）升高
B. γ-谷氨酰转肽酶（γ-GT）升高
C. 丙氨酸氨基转移酶（ALT）降低
D. 门冬氨酸氨基转移酶（AST）降低
E. 血清胆汁酸水平升高

13. Hp 的临床根除标准是指（ ）。
A. 抗 Hp 治疗结束后复查 Hp 病理组织学染色阴性
B. 抗 Hp 治疗结束后 Hp 尿素酶试验阴性
C. 抗 Hp 治疗结束至少停药 4 周后复查 ^{13}C 呼气试验（-）
D. 抗 Hp 治疗结束停药 2 周复查尿素酶试验（-）
E. 抗 Hp 治疗结束至少停药 4 周后复查 Hp 病理组织学染色阴性

14. 在气钡双重造影中小肠淋巴瘤的表现有（ ）。
A. 单发或多发结节充盈缺损
B. 浸润性改变
C. 息肉样型病变
D. 腔内外肿块形成
E. 肠系膜受侵犯

15. 正常胃的运动形式包括（ ）。
A. 胃的蠕动
B. 移行性运动综合波
C. 胃的容受性舒张
D. 胃的排空
E. 胆汁-胃反流

16. 具有 5-HT_3 受体拮抗作用的药物有（ ）。
A. 昂丹司琼
B. 西沙必利
C. 大麻素
D. 托烷司琼
E. 红霉素

17. 与急性胰腺炎的发生有关的药物有（ ）。
A. 维生素 D
B. 糖皮质激素
C. 苯乙双胍
D. 钙拮抗剂
E. 氢氯噻嗪

18. 胃镜检查常见的并发症有（ ）。
A. 低氧血症
B. 肿瘤转移
C. 术后腹泻
D. 心搏骤停
E. 食管、胃肠穿孔

19. 胃酸缺乏常见于（ ）。
A. 胃癌
B. 胃溃疡
C. 慢性胃体胃炎
D. 慢性胃窦胃炎
E. 十二指肠球炎

20. 急性胰腺炎的诊断依据有（ ）。
A. 饮酒史

B. 腹腔穿刺液中淀粉酶升高，外观是血性混浊
C. 既往有胆道疾患
D. B超检查发现胰腺增大，网膜囊及腹腔有积液
E. 发病1小时血清淀粉酶高于128温氏单位（或500索氏单位）

三、案例分析题（每个案例至少有3个提问，每个提问有多个备选答案，其中正确答案有1个或几个）

（1~5题共用题干）

患者，女性，45岁。反复上腹部隐痛，疼痛在进餐后1小时加重，有反酸、胃灼热感，3天前上述症状加重并伴有腹胀入院。查体：上腹部压痛，无反跳痛及肌紧张。

1. 为明确诊断，首选的检查方法是（　）。
A. 胃镜
B. 冠脉造影
C. X线钡剂检查
D. 上腹部超声
E. 全腹部增强CT

2. 该患者最可能诊断为（　）。
A. 胃癌
B. 胃溃疡
C. 球后溃疡
D. 反流性食管炎
E. 十二指肠溃疡

3. 若该患者检查Hp（+），经过铋剂+阿莫西林+甲硝唑治疗方案失败后，可选择的治疗方案为（　）。
A. 阿莫西林+克拉霉素
B. PPI+克拉霉素
C. 铋剂+克拉霉素
D. 铋剂+替硝唑
E. PPI+铋剂+阿莫西林+克拉霉素

4. 该患者选用PPI制剂治疗的疗程为（　）。
A. 1~2周
B. 4~6周
C. 6~8周
D. 半年
E. 1年

5. 该患者治疗不会出现的并发症为（　）。
A. 穿孔
B. 出血
C. 癌变
D. 息肉
E. 幽门梗阻

（6~8题共用题干）

患者，男性，43岁。右下肺炎，在应用第3代头孢菌素类抗生素治疗肺炎的过程中出现腹泻，6~15次/天，腹泻以水样或糊状便为主，且伴有发热。

6. 患者最有可能的诊断是（　）。
A. 霍乱
B. 大肠埃希菌引起的感染性腹泻
C. 轮状病毒引起的感染性腹泻
D. 抗生素相关性腹泻（AAD）
E. 炎症性肠病（IBD）

7. 本诊断的确诊方法有（　）。
A. 组织培养细胞毒性测定
B. 结肠镜检查发现肠黏膜炎症性改变
C. 粪便细菌培养出难辨梭菌
D. 菌群分析发现菌群失调改变
E. 便培养为念珠菌感染

8. 对患者应进行的治疗措施有（　）。
A. 立即停用头孢菌素类抗生素
B. 改用其他 AAD 危险性小的抗生素
C. 改用敏感窄谱抗生素
D. 如便培养为念珠菌感染，可口服制霉菌素或静脉滴注氟康唑（大扶康）
E. 给予金双歧、双歧杆菌活菌（丽珠肠乐）等生物制剂，促进肠道正常菌群的生长

（9~12 题共用题干）

患者，男性，46 岁。患哮喘 20 年。因近 3 年经常夜间感到口苦、胃灼热入院。查体：气管居中，双肺叩诊过清音，双肺闻及干啰音。腹部检查未见异常。氧饱和度 68%。

9. 患者近期出现症状的原因可能为（　）。
A. 肺癌
B. 发展为慢性阻塞性肺疾病
C. 合并胃食管反流
D. 合并右心衰竭
E. 慢性喘息性支气管炎合并感染

10. 若患者经抗感染解痉治疗后病情仍未缓解，为进一步确诊应进行的检查是（　）。
A. 上消化道造影
B. 内镜检查
C. 食管测压
D. 食管滴酸试验
E. 24 小时食管 pH 值监测

11. 经询问，患者主诉近 2 年经常餐后反酸、胃灼热，应加用的治疗药物为（　）。
A. 多潘立酮（吗丁啉）
B. 硫糖铝
C. 雷尼替丁
D. 质子泵抑制剂（PPI）
E. 铋剂

12. 通过影响 LES 压，能促进本疾病发生的因素有（　）。
A. 缩胆囊素
B. 胰升糖素
C. 血管活性肠肽
D. 地西泮
E. 非甾体类抗炎药

（13~15 题共用题干）

患者，女性，52 岁。因反复发作性腹泻 13 年就诊。自述腹泻多在工作紧张时发作，晨起腹泻 3~4 次，伴排便前腹痛，排便后缓解，体重无明显变化。近期由于更换工作上述症状再次发作并有所加重，排便 5~6 次/天，有时伴有黏液。患者口服黄连素有效，但是停药后症状反复。

13. 为明确诊断患者可以进行的初步检查有（　）。
A. 钡灌肠
B. 腹部超声
C. 结肠镜
D. 便查寄生虫
E. 便常规和潜血试验

14. 该患者便常规正常，潜血阴性，未发现寄生虫。该患者的腹泻为（　）。
A. 吸收功能障碍为主的腹泻
B. 运动功能障碍为主的腹泻
C. 分泌功能亢进为主的腹泻
D. 消化功能障碍为主的腹泻
E. 混合性原因的腹泻

15. 该患者其他各项检查也基本正常。其最可能的诊断是（　）。
A. 结肠癌

B. 更年期综合征
C. 肠易激综合征
D. 炎症性肠病
E. 抗生素相关性腹泻

(16~22 题共用题干)

患者，男性，51 岁。因低热伴腹部隐痛 1 个多月入院。自诉近 2 个月体重减轻约 3kg。查体：腹壁稍紧张，有柔韧感，轻度压痛、反跳痛，以右下腹为重。胃肠钡剂照片示回盲部有钡影跳跃征，回肠与盲肠正常角度消失。

16. 患者最可能的诊断为（　）。
A. 克罗恩病
B. 肠结核
C. 结核性腹膜炎
D. 自发性腹膜炎
E. 溃疡性结肠炎

17. 为明确诊断需进一步进行的检查为（　）。
A. 结肠镜检查
B. 肝功能检查
C. PPD 试验
D. CT 检查
E. 肿瘤标志物检查

18. 结肠镜检查：回盲部见一 2cm×2cm 溃疡，周围黏膜肿胀，病理可见干酪样肉芽肿。诊断为肠结核。关于肠结核，以下叙述不正确的是（　）。
A. 多形成窦道
B. 以纵形溃疡为多见
C. 多合并肛门部病变
D. 腹部肿块常位于右下腹
E. 各段肠狭窄的长度多在 3cm 以下

19. 根据临床表现难以区分肠结核与克罗恩病时，最可靠的鉴别方法是（　）。
A. 剖腹探查
B. 全结肠镜检查
C. X 线全程钡剂检查
D. 诊断性抗结核治疗
E. 多次便结核杆菌培养

20. 下列关于肠结核的抗结核治疗，叙述正确的是（　）。
A. 目前多采用短程化疗（6~9 个月）
B. 对粘连型或干酪型肠结核应适当延长抗结核疗程
C. 一般用 INH、RFP 两种杀菌剂联合使用
D. 对严重肠结核宜三药联用
E. 用 INH 者需常规加服维生素 B_6

21. 以下属于肠结核手术适应证的是（　）。
A. 完全性肠梗阻
B. 急性肠穿孔
C. 诊断困难需剖腹探查
D. 肠道大出血经积极抢救不能有效止血
E. 抗结核治疗效果欠佳

22. 肠结核的预防重点是（　）。
A. 加强卫生监督
B. 有关结核病的卫生宣传教育
C. 保持排便通畅
D. 肠外结核特别是肺结核的早期诊治
E. 提倡用公筷进餐，牛奶应经过灭菌消毒

(23~26 题共用题干)

患者，女性，40 岁。因近 3 个月来胸骨后烧灼感伴疼痛，进食或活动后加重入院。经诊断为反流性食管炎。

23. 内镜检查提示食管下段严重糜烂、红

斑、融合成片，有散在溃疡和狭窄。该患者的诊断分级为（　）。

A. A 级

B. B 级

C. C 级

D. D 级

E. E 级

24. 正常人胃食管反流的特点为（　）。

A. 发生在夜间

B. 白天罕见

C. 进餐时反流较多

D. 反流总时间小于 1 小时/24 小时

E. 进餐后反流较多

25. 反流性食管炎的诱因是（　）。

A. 肥胖

B. 腹水

C. 妊娠

D. 运动

E. 吸烟

26. 诊断胃食管反流病常用的实验室检查有（　）。

A. 食管吞钡

B. 食管滴酸试验

C. 食管 pH 测定

D. 食管压力测定

E. 内镜检查

(27~30 题共用题干)

患者，男性，46 岁。因食欲缺乏、乏力 2 年就诊。查体：体温 36.5℃，腹平软，肝大肋下两指，质中等，叩痛（+），血 ALT 86U/L，AST 78U/L，HBsAg（+），抗 HBs（-），HBeAg（-），抗 HBc（+），抗 HBe（+），腹部 B 超示肝大，肝回声略增强，心肺未见异常。

27. 患者最可能的诊断是（　）。

A. 急性乙型肝炎

B. 消化不良

C. 早期肝硬化

D. 慢性乙型病毒性肝炎

E. 肝病毒健康携带者

28. 该患者长期服用以下哪种药物可降低 ALT，改善肝脏炎症（　）。

A. 干扰素

B. 泛昔洛韦

C. 阿地福韦

D. 拉米夫定

E. 利巴韦林

29. 为了预防感染此病，如发现或怀疑有伤口或针刺感染可能，可应用（　）。

A. 乙肝疫苗

B. 神经保护剂

C. 免疫球蛋白

D. 护肝药物

E. 高效价乙肝免疫球蛋白

30. 该患者的一般治疗最重要的是（　）。

A. 注意休息，严禁饮酒

B. 高蛋白质饮食

C. 限制蛋白质摄入量

D. 少食肉类，多食蔬菜

E. 吃流质饮食

(31~36 题共用题干)

患者，男性，38 岁。因进行性上腹痛 6 小时急诊。查体：腹软，上腹部轻压痛，无反跳痛。

31. 应紧急进行的检查有（　）。

A. 腹部平片

B. 腹部 B 超

C. 血清淀粉酶

D. 心电图

E. 血常规

32. 查血淀粉酶 300U（Somogyi 法），WBC 14×10^9/L，心电图未见异常。此时应考虑的疾病有（ ）。

A. 急性胃炎

B. 急性胆囊炎

C. 急性阑尾炎

D. 急性胰腺炎

E. 急性心肌梗死

33. 患者出现腹痛加剧，腹痛波及全腹。查体：全腹压痛及反跳痛。此时应优先采取的检查有（ ）。

A. 腹部 CT

B. 腹腔穿刺

C. 血气分析

D. 胃镜

E. 肝肾功能

34. 患者出现血压下降、四肢冰冷。诊断应考虑的疾病有（ ）。

A. 急性出血坏死性胰腺炎

B. 败血症

C. 合并胆囊炎

D. 急性腹膜炎

E. 并发胰腺囊肿

35. 以下情况提示预后不良的有（ ）。

A. 血淀粉酶 >1000U

B. 血钙 <1.5mmol/L

C. 空腹血糖 >11.2mmol/L（无糖尿病史）

D. ALT >50U/L

E. LDH 升高

36. CT 提示胰腺肿大，周围区消失。该患者应选择的治疗为（ ）。

A. 禁食及胃肠减压

B. 常规用阿托品减少胰液分泌

C. 使用吗啡镇痛

D. 应用抗生素治疗

E. 维持水、电解质平衡

（37~39 题共用题干）

患者，男性，53 岁。因间歇性上腹不适、餐后加重、嗳气 4 年入院。胃液分析：基础酸分泌量为 0，最大酸分泌量 5mmol/L。

37. 诊断应首先考虑为（ ）。

A. 慢性肥厚性胃炎

B. 球后溃疡

C. 慢性浅表性胃炎

D. 慢性萎缩性胃炎

E. 十二指肠球部溃疡

38. 为明确诊断应进行的检查为（ ）。

A. 胃酸测定

B. UBT 试验

C. 胃镜检查及活检

D. 血清胃泌素检查

E. X 线钡剂检查

39. 患者目前症状以腹胀为主，对此应选用的最佳药物为（ ）。

A. 甲硝唑

B. 阿托品

C. 甘珀酸（生胃酮）

D. 多潘立酮

E. 西咪替丁

（40~45 题共用题干）

患者，男性，42 岁。因 6 小时前中上腹剧烈疼痛，随之满腹疼痛、大汗淋漓来急诊。查体：全腹有压痛反跳痛，肝浊音界消失，肠鸣音减弱。

40. 患者急诊需要进行的检查为（ ）。
A. 血常规
B. 腹腔穿刺检查
C. 腹部立位平片
D. 血、尿淀粉酶
E. 腹部B超

41. 若患者腹部立位平片示有膈下游离气体。考虑的疾病为（ ）。
A. 急性胰腺炎
B. 急性腹膜炎
C. 急性阑尾炎
D. 消化性溃疡并穿孔
E. 急性胆囊炎并穿孔

42. 患者可采取的治疗措施不恰当的是（ ）。
A. 禁食
B. 胃肠减压
C. 大量补液
D. 应用质子泵制酸剂
E. 急诊行胃穿孔修补术

43. 患者剖腹探查见十二指肠球部后壁一0.5cm×0.5cm溃疡穿孔，行穿孔修补术，术后病理符合溃疡改变，幽门螺杆菌阳性。患者应考虑的处理措施有（ ）。
A. 根除幽门螺杆菌
B. 术后予PPI抗溃疡治疗2~4周
C. 长期服用H_2-R拮抗剂
D. 择期行胃大部分切除术
E. 定期复查胃镜，预防十二指肠溃疡癌变

44. 根除幽门螺杆菌可首选的方案为（ ）。
A. 雷尼替丁300mg/d+甲硝唑800mg/d
B. 奥美拉唑40mg/d+克拉霉素1000mg/d+阿莫西林2000mg/d
C. 雷贝拉唑20mg/d+甲硝唑800mg/d+阿莫西林2000mg/d
D. 枸橼酸铋钾480mg/d+阿莫西林2000mg/d
E. 米索前列醇800μg/d+克拉霉素1000mg/d+阿莫西林2000mg/d

45. 与枸橼酸铋钾治疗溃疡的机制有关的是（ ）。
A. 胃肠减压
B. 防止氢离子回渗
C. 抑制胃酸分泌
D. 抑制胃蛋白酶
E. 抑制幽门螺杆菌生长

参考答案

一、单选题

1. A	2. E	3. E	4. A	5. B	6. D	7. D	8. D	9. C	10. C
11. E	12. D	13. A	14. A	15. A	16. A	17. A	18. D	19. E	20. C
21. A	22. B	23. C	24. C	25. D	26. D	27. B	28. D	29. D	30. D
31. C	32. E	33. E	34. B	35. C					

二、多选题

1. ABDE	2. ABCE	3. BDE	4. DE	5. ABDE
6. ABCDE	7. AB	8. ABCE	9. BCDE	10. ABCD
11. ABD	12. ABE	13. CE	14. ABCDE	15. ACD
16. AD	17. ABCE	18. ADE	19. AC	20. BD

三、案例分析题

1. A	2. B	3. E	4. B	5. D
6. D	7. ACE	8. ABCDE	9. C	10. B
11. D	12. ABCD	13. ABCDE	14. B	15. C
16. BC	17. AC	18. ABC	19. D	20. ABCD
21. ABCDE	22. D	23. D	24. CDE	25. ABCE
26. ABCDE	27. D	28. D	29. E	30. A
31. ACDE	32. BCD	33. ABE	34. AD	35. BC
36. ADE	37. D	38. C	39. D	40. ABCD
41. BD	42. C	43. AB	44. BC	45. BCDE

高级卫生专业技术资格考试用书
消化内科学模拟试卷（二）

中国协和医科大学出版社

模拟试卷（二）

一、单选题（以下每道考题有5个备选答案，请选择1个最佳答案）

1. 细胞周期阶段不包括（ ）。
   A. G_1期
   B. G_3期
   C. M期
   D. G_2期
   E. S期

2. 慢性胃炎伴以下哪项改变属癌前病变（ ）。
   A. 萎缩性胃炎伴上皮化生
   B. 浅表性胃炎伴肠上皮化生
   C. 萎缩性胃炎伴假幽门腺化生
   D. 萎缩性胃炎伴重度不典型增生
   E. 浅表性胃炎伴脐状突起

3. 根据罗马Ⅲ的诊断标准，功能性消化不良患者症状的持续时间应该满足（ ）。
   A. 诊断前症状出现至少6个月，近3个月有症状
   B. 诊断前症状出现至少12个月，近6个月有症状
   C. 诊断前症状出现至少12个月，至少12周有症状
   D. 诊断前症状出现至少6个月，至少12周有症状
   E. 诊断前症状出现至少6个月，至少6周有症状

4. 典型消化性溃疡的主要症状是（ ）。
   A. 反酸、胃灼热
   B. 恶心、呕吐
   C. 上腹胀
   D. 嗳气
   E. 节律性上腹痛

5. 双气囊小肠镜检查的并发症为（ ）。
   A. 胰腺炎
   B. 胆道感染
   C. 急性肾炎
   D. 幽门梗阻
   E. 腹泻

6. 溃疡病患者做胃液分析时，下列叙述不正确的是（ ）。
   A. 复合性溃疡胃酸分泌降低
   B. 胃溃疡的胃酸分泌正常或偏低
   C. 十二指肠球部溃疡胃酸分泌增高
   D. 胃泌酸功能检查提示胃酸缺乏时，应怀疑是恶性溃疡
   E. BAO > 15mmol/h，MAO > 60mmol/h，提示胃泌素瘤

7. 以下不属于早期食管癌病理形态的是（ ）。
   A. 糜烂型
   B. 蕈伞型
   C. 隐伏型
   D. 乳头型
   E. 斑块型

8. 患者，男性，38岁。因间断性吞咽困难1年多伴呕吐入院治疗。呕吐物为潴留食物，食管钡剂造影见食管下段呈鸟嘴样狭窄，上段食管明显扩张。患者诊断可

考虑为（　）。

A. 食管癌
B. 食管憩室
C. 贲门失弛缓症
D. 食管裂孔疝
E. 食管平滑肌瘤

9. 幽门梗阻禁用的药物是（　）。
A. 抗胆碱能药
B. 枸橼酸铋钾
C. H_2受体拮抗剂
D. 质子泵抑制剂
E. 抗菌药物

10. 食管腺癌的主要癌前病变是（　）。
A. 食管炎
B. 食管憩室
C. 食管狭窄
D. Barrett 食管
E. 贲门失弛症

11. 治疗十二指肠溃疡的最佳措施是（　）。
A. 少食多餐 + 抑酸
B. 保护黏膜 + 抑酸
C. 根除 Hp + 抑酸
D. 休息 + 戒烟、酒 + 中断 NSAID 药物治疗
E. 根除 Hp + 手术

12. 胃癌的好发部位是（　）。
A. 胃大弯
B. 胃体
C. 贲门部
D. 胃底
E. 胃窦

13. 十二指肠黏膜不包含的细胞是（　）。
A. S 细胞
B. I 细胞
C. K 细胞
D. G 细胞
E. EC 细胞

14. 胰腺假性囊肿的特点为（　）。
A. 囊壁上皮改变为立方样
B. 囊内胰酶未被激活
C. 囊壁缺乏上皮
D. 囊液为血性
E. 囊肿与胰管沟通

15. 急性胰腺炎患者禁食胃肠减压的目的是（　）。
A. 减少淀粉酶分泌
B. 减少脂肪酸分泌
C. 减少胃蛋白酶分泌
D. 减少胰液分泌
E. 减少胆汁分泌

16. 克罗恩病较特异的组织学表现是（　）。
A. 裂隙溃疡
B. 肠壁淋巴管扩张
C. 肠壁各层炎症
D. 非干酪坏死性肉芽肿
E. 淋巴组织增生、纤维组织增生

17. Crohn 病的治疗方法叙述不正确的是（　）。
A. 少渣或无渣饮食
B. 结肠 Crohn 病患者首选氨基水杨酸制剂
C. 环孢素不作为常规治疗
D. 有肠外表现者选择肾上腺糖皮质激素效果较好
E. 肾上腺糖皮质激素与免疫抑制剂联合使用，可以减少两者的剂量和副作用

18. Mirizzi 综合征引起梗阻性黄疸的结石嵌顿部位是（　）。
A. 胆总管下段
B. 肝总管
C. 肝内胆管
D. 胆囊管
E. 右肝管

19. 诊断肝外胆管结石准确率最高的方法是（　）。
A. CT
B. MRCP
C. MRI
D. 腹部超声
E. 超声内镜（EUS）

20. 结核感染腹膜的主要途径是（　）。
A. 结核病灶直接蔓延
B. 腹腔内淋巴结转移
C. 血行播散为主
D. 和结核患者接触
E. 以上均正确

21. 患者，男性，56 岁。肝硬化病史 4 年，消化性溃疡病史 15 年，因 1 小时前突然呕血约 1200ml 来诊。查体：心率 120 次/分，血压 80/40mmHg。患者的出血病因应首先考虑为（　）。
A. 食管静脉曲张破裂出血
B. 消化性溃疡
C. 门脉高压性胃病
D. 急性胃黏膜病变
E. 食管贲门黏膜撕裂综合征

22. 大肠恶性息肉预后不良的特征不包括（　）。
A. 血管受累
B. 低分化
C. 淋巴受累
D. 肿瘤细胞出现于切除组织边缘
E. 肿瘤细胞位于带蒂息肉的蒂内

23. 胃肠道的基本生理功能不包括（　）。
A. 转运和消化食物
B. 解毒
C. 摄取
D. 排泄废物
E. 吸收营养

24. 肠结核的最易发生部位是（　）。
A. 回盲部
B. 空肠
C. 升结肠
D. 降结肠
E. 乙状结肠

25. 急性胰腺炎血清淀粉酶超过正常值几倍方可确诊（　）。
A. 2 倍
B. 4 倍
C. 3 倍
D. 5 倍
E. 6 倍

26. 结核杆菌侵犯肠道的主要途径是（　）。
A. 胃肠道感染
B. 血行播散
C. 直接蔓延
D. 接触传播
E. 以上均是

27. 重症溃疡性结肠炎的首选治疗措施为应用（　）。
A. 柳氮磺胺吡啶
B. 肾上腺糖皮质激素
C. 免疫抑制剂
D. 手术治疗
E. 抗胆碱能药物

28. 肿瘤形成过程的步骤不包括（ ）。
A. 始发突变
B. 基因易位
C. 潜伏
D. 促癌
E. 侵袭

29. 胃癌的X线征象最有意义的是（ ）。
A. 蠕动波消失
B. 黏膜皱襞中断
C. 胃腔变形
D. 黏膜皱襞粗大
E. 充盈缺损

30. 中国人大肠癌的最易发生部位为（ ）。
A. 直肠
B. 乙状结肠
C. 盲肠
D. 升结肠
E. 横结肠

31. 具有显著的肠道抑制效应的递质是（ ）。
A. 5–HT
B. CCK
C. SST
D. VIP
E. P物质

32. 怀疑妊娠期急性胰腺炎首选的实验室检查手段为（ ）。
A. B型超声
B. CT
C. MRCP
D. EUS
E. PET

33. 患者，男性，50岁。5年前曾诊断肝硬化，5小时前突然出现呕血，伴头晕、心悸来诊。查体：血压70/40mmHg，脉搏124次/分，Hb 60g/L。估计患者的出血量为（ ）。
A. <500ml
B. 500~800ml
C. 800~1200ml
D. 1000~1500ml
E. >1500ml

34. 早期胃癌的定义是（ ）。
A. 只有黏膜内癌
B. 只局限于黏膜下层
C. 限于黏膜层和/或黏膜下层
D. 未穿透入黏膜肌层
E. 未有淋巴结转移

35. 对原发性肝癌患者预后的估计没有帮助的是（ ）。
A. 瘤体的大小
B. ALT
C. 机体免疫状态
D. 年龄
E. 有无转移及有无合并肝硬化

二、多选题（以下每道考题有5个备选答案，每题至少有2个正确答案）

1. 以下营养素中可抑制CCK或进食刺激胰腺分泌的是（ ）。
A. 静脉或空肠内给予氨基酸
B. 十二指肠或空肠内注入高渗糖水及静脉注射糖水引起高血糖
C. 空肠内注入三酰甘油
D. 结肠内注入油酸
E. 静脉注射长链脂肪酸

2. 以下符合功能性腹痛综合征诊断条件的有（　）。
A. 持续或近乎基本持续的腹痛
B. 疼痛与生理事件（如进食、排便或月经）无关或仅偶尔有关
C. 日常活动能力部分丧失
D. 疼痛并非伪装（如诈病）
E. 症状不满足其他能解释疼痛的功能性胃肠病的诊断标准

3. 自身免疫性肝炎的肝外表现可有（　）。
A. 关节疼痛，多为对称性、游走性、反复发作，多有畸形
B. 皮疹、皮下淤血、毛细血管炎
C. 轻度贫血、白细胞和血小板计数减少、嗜酸性粒细胞增多
D. 可有胸膜炎、肺不张、肺间质纤维化、纤维性肺泡炎、肺动脉高压症
E. 肾小球肾炎、肾小管酸中毒

4. 关于急性胰腺炎血清淀粉酶的叙述正确的是（　）。
A. 血清淀粉酶降至正常患者可开放饮食
B. 血清淀粉酶降至正常表示患者的病情稳定
C. 血清淀粉酶活性高低与病情不呈相关性
D. 血清淀粉酶持续增高要注意并发假性囊肿或脓肿
E. 急性胰腺炎血清淀粉酶超过正常值5倍方可确诊

5. 可以了解腹水患者有无贫血以及白细胞数量改变的检查内容有（　）。
A. 血常规
B. 红细胞沉降率
C. 肝功能
D. 尿常规
E. 胰酶

6. 行放射性核素闪烁照相法测定胃排空的适应证有（　）。
A. 具有持续或反复的上腹不适、疼痛、早饱、腹胀、恶心和呕吐等症状，需明确或除外胃动力异常
B. 为胃轻瘫和功能性消化不良等胃动力异常疾病提供诊断依据，明确严重程度以及帮助分析病因
C. 食管或胃疾病需要手术，手术前帮助确立诊断，手术后了解胃排空的变化
D. 评价胃动力药物的治疗效果，并协助寻找更好的治疗胃动力异常的药物
E. 进行胃的生理及病理学研究

7. 引起抗反流屏障 LES 压力降低的因素有（　）。
A. 低脂肪食物
B. 巧克力
C. 钙离子拮抗药
D. 地西泮
E. 血管活性肠肽

8. 自身免疫性胃炎伴恶性贫血是因为（　）。
A. 存在内因子抗体
B. 壁细胞数量减少
C. 维生素 B_{12}吸收障碍
D. 胃酸增多
E. 存在壁细胞抗体

9. 肝脏解毒的化学方法有（　）。
A. 氧化作用
B. 还原作用
C. 脱氧作用
D. 分解和结合作用
E. 分泌作用

10. 萎缩性胃炎的类型有（　）。
A. 胃窦萎缩性胃炎
B. 胃体（胃体为主）萎缩性胃炎

C. 多灶性萎缩性胃炎
D. 慢性浅表性胃炎
E. 萎缩性全胃炎

11. 关于肝硬化腹水的治疗，叙述不正确的是（ ）。
A. 每次排放腹水不超过3000ml
B. 限制钠、水的摄入
C. 利尿药首选呋塞米
D. 腹水消退后方可恢复钠盐摄入
E. 利尿治疗以每天体重不超过1kg为宜

12. 引起空腹和夜间胃酸分泌增高的疾病是（ ）。
A. 胃癌
B. 促胃液素瘤
C. 胃溃疡
D. 十二指肠溃疡
E. 慢性浅表性胃炎

13. 中晚期食管癌的病理形态有（ ）。
A. 平坦型
B. 溃疡型
C. 蕈伞型
D. 髓质型
E. 缩窄型

14. 对NSAID溃疡的治疗，叙述正确的有（ ）。
A. 不用根治Hp
B. 若同时有Hp感染，应根治Hp
C. 停用NSAID后，应用PPI治疗
D. 服用NSAID后出现的溃疡均应停用NSAID
E. 停用NSAID后，可用H_2RA或PPI

15. 下列关于短肠综合征患者的临床营养支持，叙述正确的有（ ）。
A. 营养方案取决于残存小肠的长度和部位，与是否保留结肠和回盲瓣关系不大
B. 肠内营养对小肠功能的代偿和康复具有促进作用，应尽可能选择肠内营养
C. 小肠仅残余80~100cm者应首选要素饮食，之后可考虑聚合物配方饮食
D. 结肠完整的患者应进食富含糖类、低脂肪、高草酸盐的饮食
E. 远端小肠切除超过100cm的患者应每月注射维生素B_{12}

16. 关于一过性LES松弛的叙述正确的是（ ）。
A. 指非吞咽时LES的自发松弛
B. 松弛时间长于吞咽时的LES松弛时间
C. 指正常吞咽时LES松弛，食物得以进入胃内
D. 是正常人生理性胃食管反流的主要原因
E. 是LES压正常的胃食管反流的主要发病机制

17. 有关球后溃疡，以下叙述正确的是（ ）。
A. 多发生在十二指肠降部后内侧壁、乳头近端
B. 药物疗效佳
C. 夜间疼痛明显
D. 漏诊率较高
E. 易伴有出血、穿孔等并发症

18. 急性胰腺炎突然起病的原因是（ ）。
A. 晨起
B. 饮酒
C. 饱食
D. 脂餐
E. 劳累

19. 治疗消化性溃疡的外科手术通常限于以下情形，包括（ ）。
A. 大量或反复出血，内科治疗无效

B. 反复发作的十二指肠球部溃疡，多次根除 Hp 未成功
C. 器质性幽门梗阻
D. 合并痉挛性幽门梗阻
E. 复合性巨大溃疡

20. 与胃溃疡发病有关的主要因素有（　）。
A. 壁细胞总数为正常的两倍
B. 壁细胞总体减少
C. 迷走神经兴奋使胃酸分泌过多
D. 十二指肠液反流
E. 胃黏膜屏障破坏，氢离子回渗

三、案例分析题（每个案例至少有 3 个提问，每个提问有多个备选答案，其中正确答案有 1 个或几个）

（1~5 题共用题干）

患者，女性，39 岁。因腹泻 1 年，伴腹胀 1 个月余入院。自述排便 3~4 次/天，糊状，无脓血、黏液及食物残渣。起病后体重下降 10kg，食欲、食量无变化，但进食油腻食物症状加重。查体：消瘦，腹部膨隆，全腹有轻压痛，移动性浊音（+），双下肢水肿。实验室检查：血常规示白细胞计数 3.5×10^9/L，中性粒细胞 0.75，尿常规正常。便常规及潜血均阴性，血生化示转氨酶正常，胆红素正常，总蛋白 52g/L，清蛋白 28g/L，肌酐和尿素氮正常。

1. 患者最可能的诊断是（　）。
A. 肝硬化
B. 肠结核
C. 慢性胰腺炎
D. 肾病综合征
E. 蛋白丢失性胃肠病

2. 患者的腹水最可能为（　）。
A. 血性
B. 脓性
C. 渗出性
D. 漏出性
E. 乳糜性

3. 以下检查对鉴别诊断最有帮助的是（　）。
A. 腹部 CT
B. 便脂肪定量
C. 全消化道造影
D. 清蛋白核素显像
E. 尿 BT-PABA 试验

4. 以下检查对病因诊断最有帮助的是（　）。
A. 肝活检
B. PPD 试验
C. ERCP
D. 肘静脉压测定
E. 核素淋巴管显像

5. 最有效的对症治疗措施为（　）。
A. MCT 饮食
B. 应用利尿剂
C. 应用止泻剂
D. 限水、限盐
E. 静脉输注清蛋白

（6~11 题共用题干）

患者，男性，41 岁。因5 天前呕血 3 次、黑便 5 次入院。经治疗后病情平稳。近 2 天有尿，未排便，但夜间失眠，躁动，答非所问。查体：皮肤、巩膜稍黄染，血压 100/65mmHg，心率 95 次/分，肝脾未触及，腹部移动性浊音阳性，血红蛋白 70g/L。经诊断怀疑为肝性脑病和肝硬化食管-胃底静脉曲张破裂出血。

6. 肝性脑病的诱因不包括（　）。
A. 大量放腹水

B. 腹泻
C. 呕吐
D. 吸烟
E. 高糖饮食

7. 肝性脑病临床分期一般是根据（　）。
A. 意识障碍程度
B. 神经系统表现
C. 扑翼样震颤
D. 脑电图改变
E. 血氨水平

8. 肝性脑病时抑制肠细菌生长的药物有（　）。
A. 卡那霉素
B. 新霉素
C. 甲硝唑
D. 乳果糖
E. 精氨酸

9. 患者需进一步采取的治疗措施为（　）。
A. 禁食
B. 应用垂体后叶素
C. 口服乳果糖
D. 应用呋塞米
E. 静脉滴注精氨酸

10. 治疗过程中患者出现烦躁不安、手足抽搐。此时可使用的药物有（　）。
A. 水合氯醛
B. 地西泮
C. 吗啡
D. 哌替啶
E. 苯海拉明

11. 关于肝性脑病的治疗，叙述正确的有（　）。
A. 尽快用碱性液灌肠
B. 用乳果糖口服以减少肠道吸收氨
C. 给三期至四期患者口服补充大量的蛋白质以提高其抵抗力
D. 大量利尿可加重患者的病情
E. 口服抗生素可抑制肠道产尿素酶的细菌，减少氨的生成

（12～15 题共用题干）

患者，男性，38 岁。因腹泻 1 周，无脓血便，伴腹痛、发热急诊。自述水样泻，3～7 次/天，最高体温 37.7℃。患者曾有 2 年红斑狼疮病史，近半年服用泼尼松龙 30mg/d。查体：腹软，脐周压痛，肝、脾肋下未及。便常规：白细胞 2 个/高倍视野，红细胞未找到，未见脂肪滴。

12. 结合患者的临床特点，应重点考虑的疾病有（　）。
A. 真菌性肠炎
B. 肠结核
C. 慢性胰腺炎
D. 结肠癌
E. 肠寄生虫感染

13. 患者自服利复星，水样泻无明显好转，每天达 10 多次。复查便常规：白细胞 5 个/高倍视野，仍未见红细胞。为明确诊断，需要进行的检查有（　）。
A. 便培养
B. 便涂片抗酸染色
C. 便涂片找真菌菌丝
D. 便找寄生虫卵
E. 便找癌脱落细胞

14. 取患者粪便直接涂片经抗酸染色后可见隐孢子虫卵囊。可进一步明确隐孢子虫感染的检查有（　）。
A. 便培养
B. 血培养

C. 胃镜取组织学检查
D. 便重复涂片染色检查
E. PCR 方法检查隐孢子虫

15. 用 PCR 方法及便重复涂片染色检查确定了该患者为隐孢子虫感染。对该患者可采取的治疗是（　）。
A. 硝唑尼特
B. 苯乙哌定
C. 营养支持
D. 替硝唑
E. 生长抑素

（16~20 题共用题干）

患者，女性，56 岁，慢性肝病病史 8 年。1 年前出现腹水和黄疸，2 天前开始胡言乱语，随地排尿排便，不认识家人及地点，扑翼样震颤（+）。诊断为肝性脑病。

16. 该患者肝性脑病的分期属于（　）。
A. 一期
B. 二期
C. 三期
D. 四期
E. 间歇期

17. 肝性脑病的常见诱因有（　）。
A. 感染
B. 便秘
C. 肾衰竭
D. 消化道出血
E. 饮食蛋白质过量

18. 对肝性脑病的诊断有较重要意义的检查是（　）。
A. 低血钾
B. ALT 上升
C. 血氨上升
D. 血直接胆红素上升
E. BUN 及 Cr 升高

19. 关于降低血氨的措施，叙述正确的有（　）。
A. 谷氨酸钠静脉滴注
B. 精氨酸静脉滴注
C. 口服乳果糖
D. 口服氨基糖苷类抗生素
E. 肥皂水清洁灌肠

20. 关于肝性脑病的治疗，以下急救措施不恰当的是（　）。
A. 纠正水、电解质平衡失调
B. 口服新霉素
C. 尽快利尿，消除腹水
D. 谷氨酸钾、谷氨酸钠静脉滴注
E. 支链氨基酸口服或静脉注射

（21~23 题共用题干）

患者，男性，38 岁。因间断脐周疼痛 2 个月入院。自述疼痛多为隐痛，症状逐渐加重，伴腹泻，排便 3~4 次/天，糊状便，含未消化食物，时伴黏液，无脓血。体重减轻 5kg，无发热。查体：轻度贫血貌，浅表淋巴结未及肿大。无明显腹肌紧张，脐周压痛，无反跳痛，肝肋下 2cm，质软，脾肋下 3cm，未及明确的腹部包块。血常规：血红蛋白 95g/L，白细胞计数 3.0×10^9/L；便常规：镜检（-），隐血（+），苏丹Ⅲ染色（+）；红细胞沉降率 56mm/h。

21. 患者最可能的诊断是（　）。
A. 肠结核
B. 克罗恩病
C. 溃疡性结肠炎
D. 小肠淋巴瘤
E. 小肠吸收不良

22. 为明确诊断，患者应首选的检查是（　）。
A. 小肠镜

B. 结肠镜
C. 腹部 MRI
D. 腹部 CT 增强扫描
E. 小肠气钡双重对比造影

23. 在治疗过程中，患者出现腹痛加重，呈持续剧烈疼痛。查体发现腹肌紧张，全腹压痛、反跳痛，移动性浊音（±）。对患者病情的变化，首先考虑的是（ ）。
A. 病情进展
B. 中毒性巨结肠
C. 合并腹腔内感染
D. 肠道病变急性穿孔
E. 腹腔内血栓形成造成肠管缺血

（24~27 题共用题干）

患者，女性，52 岁。有 13 年胃溃疡史。近 1 年因症状加剧、胃纳不佳入院。胃镜示胃角溃疡，幽门螺杆菌阳性。

24. 有诊断价值的病史是（ ）。
A. 上腹规律性疼痛
B. 发作性剧痛
C. 午夜痛为主
D. 饥饿痛为主，进食缓解
E. 腹痛发生于饭后 0.5~1 小时

25. 若患者曾反复出现黑便，应考虑的情况为（ ）。
A. 穿孔
B. 溃疡恶变
C. 幽门梗阻
D. 胃黏膜脱垂
E. 慢性胃炎

26. 鉴别胃良性与恶性溃疡的根据是（ ）。
A. 病理
B. 疼痛程度
C. 便潜血持续阳性
D. 胃镜与钡透检查
E. 内科治疗无效

27. 病理示黏膜有糜烂出血、炎细胞浸润。患者最佳的治疗方案是（ ）。
A. 手术切除
B. 多潘立酮 + 羟氨苄青霉素
C. 羟氨苄青霉素 + 甲硝唑
D. 铋剂 + 羟氨苄青霉素
E. 质子泵抑制剂 + 羟氨苄青霉素 + 克拉霉素

（28~33 题共用题干）

患者，男性，52 岁。因 1 年来反复进食后上腹部不适入院。自述无明显腹痛，无厌油。查体：消瘦，贫血貌，舌炎。化验：Hp（+）。

28. 为明确诊断，患者首选的检查为（ ）。
A. 胃镜
B. X 线钡剂检查
C. 冠状动脉造影
D. 动态心电图
E. 上腹部增强 CT

29. 胃镜检查：黏膜红白相间，以白为主，皱襞平坦，黏膜下血管透见，黏液湖缩小。黏膜活检呈重度不典型增生，应给予的治疗是（ ）。
A. 抗 Hp 治疗
B. 抑酸药 + 促胃肠动力药
C. 避免刺激性的食物和药物，合理饮食
D. 保护胃黏膜
E. 外科手术

30. 患者最可能的诊断是（ ）。
A. 慢性胃炎
B. 慢性浅表性胃炎

C. 急性胃炎
D. 慢性萎缩性胃体炎
E. 慢性萎缩性胃窦炎

31. 此种胃炎的好发部位是（　）。
A. 胃底
B. 胃大弯
C. 胃小弯
D. 胃窦部
E. 胃体部

32. 本疾病的病理表现叙述正确的是（　）。
A. 不典型增生
B. 幽门腺化生
C. 肠上皮化生
D. 胃腺体部分消失
E. 仅黏膜层有炎性细胞浸润

33. 该患者可能伴有的疾病包括（　）。
A. Addison 病
B. 溶血性贫血
C. 白癜风
D. 桥本甲状腺炎
E. 恶性贫血

（34~40 题共用题干）

患者，女性，56 岁。因发热、右上腹痛 1 个月入院。查体：体温 38.5℃，有轻度畏寒感，排便 2 次/天，便稀烂。实验室检查：WBC $16\times10^9/L$，血红蛋白 130g/L，血培养和便培养阴性。

34. 为明确诊断应首先进行的检查为（　）。
A. 胸部 X 线片
B. 全消化道钡剂
C. 腹部 B 超
D. 肝功能检查
E. 结肠镜检查

35. 该患者经腹部 B 超检查发现肝内有一占位病变。患者可诊断为（　）。
A. 肝血管瘤
B. 肝囊肿
C. 原发性肝癌
D. 肝脓肿
E. 肝肉瘤

36. 以下检查有助于疾病诊断的有（　）。
A. AFP
B. 腹部 CT
C. 肝核素扫描
D. 血管造影
E. B 超引导下肝穿刺抽脓 + 活检

37. 肝穿刺见脓性分泌物，未见癌细胞。患者应采取的治疗措施有（　）。
A. 抗阿米巴药物
B. 抗生素治疗
C. 肝动脉栓塞
D. 肝射频消融
E. 剖腹探查

38. 经治疗，热退，但复查 B 超，肝内占位病变未见缩小，AFP 530μg/L。该患者考虑的疾病为（　）。
A. 原发性肝癌
B. 肝血管瘤
C. 肝转移瘤
D. 包虫病
E. 多囊肝

39. 本疾病血行转移最早、最常见的部位是（　）。
A. 肾上腺
B. 骨骼
C. 肾脏
D. 肺
E. 肝

40. 腹部CT提示肝右叶肝癌。患者首选的治疗为（ ）。
A. 中医治疗
B. 免疫治疗
C. 放射治疗
D. 化学治疗
E. 手术治疗

（41～45题共用题干）

患者，男性，30岁。有4年十二指肠球部溃疡史。因5小时前突发上腹剧痛，随后全腹痛、大汗急诊。查体：全腹压痛、反跳痛。考虑有可能为溃疡病穿孔。

41. 最有助于溃疡病穿孔诊断的体征是（ ）。
A. 腹肌紧张
B. 腹式呼吸消失
C. 肠鸣音消失
D. 肝浊音上界消失
E. 腹部移动性浊音阳性

42. 急诊明确诊断的检查为（ ）。
A. 胃镜
B. 钡剂造影
C. 腹腔穿刺
D. 胸部透视
E. 腹部透视

43. 十二指肠球部溃疡穿孔多见的部位为（ ）。
A. 十二指肠球部小弯侧
B. 十二指肠降部
C. 十二指肠球部后壁
D. 十二指肠球部前壁
E. 十二指肠水平部

44. 胃溃疡穿孔多见的部位为（ ）。
A. 胃底
B. 胃体
C. 胃小弯
D. 胃大弯
E. 胃窦

45. 穿孔后几小时内手术效果较好（ ）。
A. 8小时
B. 10小时
C. 12小时
D. 24小时
E. 48小时

参考答案

一、单选题

1. B	2. D	3. A	4. E	5. A	6. A	7. B	8. C	9. A	10. D
11. C	12. E	13. D	14. C	15. D	16. D	17. D	18. D	19. E	20. A
21. A	22. E	23. B	24. A	25. D	26. A	27. B	28. B	29. E	30. A
31. D	32. A	33. E	34. C	35. D					

二、多选题

1. ABD	2. ABCDE	3. BCDE	4. CDE	5. ABD
6. ABCDE	7. BCDE	8. AC	9. ABCD	10. ABCE
11. ACDE	12. BD	13. BCDE	14. BE	15. BCE
16. ABDE	17. ACDE	18. BCD	19. AC	20. DE

三、案例分析题

1. E	2. E	3. D	4. E	5. A
6. DE	7. ABD	8. ABC	9. ACE	10. BE
11. BDE	12. ABE	13. ABCD	14. CDE	15. ABCE
16. B	17. ABCDE	18. C	19. ABCD	20. C
21. D	22. E	23. D	24. AE	25. B
26. ACDE	27. E	28. A	29. E	30. D
31. E	32. ABCD	33. ACDE	34. AC	35. CD
36. ABE	37. AB	38. A	39. E	40. E
41. D	42. E	43. D	44. C	45. A

高级卫生专业技术资格考试用书
消化内科学模拟试卷（三）

中国协和医科大学出版社

模拟试卷（三）

一、单选题（以下每道考题有5个备选答案，请选择1个最佳答案）

1. 被称为细胞凋亡调控因子的是（　）。
   A. myc
   B. bcl–2
   C. jun
   D. fos
   E. fms

2. 以下疾病的好发部位叙述不正确的是（　）。
   A. 自身免疫性胃炎——胃体部
   B. 胃溃疡——胃角和胃窦小弯
   C. 十二指肠溃疡——十二指肠起始部
   D. 慢性浅表性胃炎——胃窦部
   E. 肠结核——回盲部

3. 关于食管癌的治疗，下列叙述不正确的是（　）。
   A. 在我国外科手术切除食管癌较多
   B. Ⅲ期患者可行放疗
   C. 食管癌对化疗敏感性高，大大提高生存率
   D. 一般状态尚可的上段食管癌患者可使用放疗
   E. 0期及Ⅰ期患者可行内镜治疗，且5年生存率较手术治疗高

4. 患者，男性，56岁。因肝硬化腹水入院治疗。应用大量呋塞米后出现乏力、食欲不佳、少尿、意识模糊。检查：血非蛋白氮58.5mmol/L，血清肌酐354μmol/L，血钾3mmol/L，血钠126mmol/L。脑电图正常。患者可能的诊断是（　）。
   A. 尿毒症
   B. 肝性脑病
   C. 原发性醛固酮增多症
   D. 肝肾综合征
   E. 门静脉血栓形成

5. 上腹部绞痛、寒战、高热、黄疸最常见于（　）。
   A. 先天性胆道闭锁
   B. 胆总管囊肿
   C. 胆道蛔虫病
   D. 胆囊息肉
   E. 胆总管结石并感染

6. 在我国急性胰腺炎最常见的病因是（　）。
   A. 胆石症与胆道疾病
   B. 手术与创伤
   C. 暴饮暴食
   D. 大量饮酒
   E. 胰管阻塞

7. 关于强酸所致腐蚀性食管炎的治疗不恰当的是（　）。
   A. 立即洗胃及内镜检查
   B. 应用抗生素
   C. 补液
   D. 口服牛乳
   E. 镇痛

8. 患者，女性，65岁。因吞咽困难4个月入院治疗。食管钡透：中段有3cm的不规则食管充盈缺损。经活体组织病理检查诊断为鳞癌。心电图：ST段下降，T波倒置，肺功能严重障碍。患者的治疗

方法为（　）。
A. 药物疗法
B. 胃造瘘术
C. 姑息性手术
D. 放射治疗
E. 根治性手术切除

9. 重症急性胰腺炎患者出现手足搐搦的原因是（　）。
A. 低钠血症
B. 高脂血症
C. 摄入维生素 D 增加
D. 摄入维生素 D 减少
E. 血钙降低

10. 大多数胰腺癌为（　）。
A. 腺泡细胞癌
B. 导管细胞癌
C. 棘皮癌
D. 黏液细胞癌
E. 高分化癌

11. 轻症急性胰腺炎（MAP）的主要和首发症状为（　）。
A. 腹痛
B. 恶心、呕吐
C. 肠鸣音增加
D. 腹胀
E. 黄疸

12. 关于进展性大肠癌的病理组织学，叙述正确的是（　）。
A. 肿瘤局限于黏膜层，无淋巴结转移
B. 肿瘤未达固有肌层
C. 肿瘤侵入固有肌层
D. 肿瘤局限于黏膜下层，无淋巴结转移
E. 肿瘤局限于黏膜层及黏膜下层

13. 已经明确诊断类癌的患者，首选考虑的治疗手段为（　）。
A. 手术
B. 化疗
C. 放疗
D. 生长抑素治疗
E. 生物治疗

14. 幽门螺杆菌感染的检查方法不包括（　）。
A. 血培养
B. 快速尿素酶试验
C. 组织病理学切片
D. 尿素呼气试验
E. 聚合酶链反应

15. 对胰头癌具有重要诊断意义的体征是（　）。
A. 上腹部压痛
B. 黄疸
C. 营养不良
D. 腹部包块
E. Courvoisier 征

16. 患者，男性，45 岁。有胃溃疡史 10 年，近 3 个月疼痛加剧，无节律性，伴嗳气，无反酸及呕吐，口服氢氧化铝凝胶和法莫替丁无效。查体：浅表淋巴结无肿大，腹平软，上腹部轻压痛，可触及包块。患者最有可能诊断为（　）。
A. 胃溃疡复发
B. 胃溃疡癌变
C. 伴穿透性溃疡
D. 伴幽门梗阻
E. 复合性溃疡

17. 以下不属于重度溃疡性结肠炎诊断标准的是（　）。
A. 腹泻每天 6 次以上

B. 脉搏 >90 次/分
C. 血红蛋白 <100g/L
D. 红细胞沉降率 >30mm/h
E. 红细胞沉降率正常

18. 肠易激综合征的腹泻特点不正确的是（　）。
A. 排便频率增多
B. 每次排便量少
C. 便多带有黏液
D. 频繁水样泻
E. 极少出现明显的水电解质紊乱和营养不良

19. 关于出血坏死性胰腺炎，叙述不正确的是（　）。
A. 起病急骤常伴休克和多种并发症
B. 血清淀粉酶必须超过 3200U
C. 可并发急性呼吸窘迫综合征
D. 血钙低于 1.75mmol/L 则预后不良
E. 血清亚铁血红蛋白（+）

20. 关于腺瘤性息肉癌变的叙述不正确的是（　）。
A. 形态越规则，癌变的机会越小
B. 上皮异型增生越重，癌变的机会越大
C. 绒毛含量越高，癌变的机会越大
D. 绒毛含量越高，癌变的机会越小
E. 腺瘤越大，癌变的机会越大

21. 肝癌的组织学分型中最常见，多合并肝硬化，易侵犯血管致门静脉和肝静脉癌栓的类型为（　）。
A. 巨块细胞癌
B. 结节细胞癌
C. 胆管细胞癌
D. 肝细胞癌
E. 混合细胞癌

22. 消化性溃疡的病理损伤至少达（　）。
A. 黏膜层
B. 黏膜下层
C. 黏膜肌层
D. 肌层
E. 浆膜层

23. 患者，男性，60 岁。饮酒后剧烈呕吐，先吐出胃内容物，后呕鲜血 100ml，无腹痛及发热，既往体健。查体：轻度贫血貌，余无异常。诊断考虑为（　）。
A. 急性胃黏膜病变
B. 消化性溃疡
C. 贲门黏膜撕裂症
D. 胃癌
E. 急性胃炎

24. 肝癌的实验室检查项目中，诊断意义最大的是（　）。
A. 癌胚抗原
B. γ-谷氨酰转肽酶
C. 甲胎蛋白
D. 碱性磷酸酶
E. 乳酸脱氢酶同工酶

25. 关于慢性胰腺炎的内科治疗，以下叙述不正确的是（　）。
A. 病因治疗，如戒酒、治疗胆道疾病、控制饮食
B. 腹痛者禁忌使用镇痛药
C. 胰腺外分泌功能不全者可以采用胰酶替代
D. 抑酸治疗
E. 补充维生素

26. 上消化道出血伴呕血者，其出血部位一般不低于（　）。
A. 贲门

B. 幽门
C. 十二指肠球部
D. Treitz 韧带
E. 空肠下端

27. 肝硬化患者肝功能减退的临床表现不包括（　）。
A. 齿龈出血
B. 水肿
C. 脾大
D. 黄疸
E. 肝掌

28. 胃食管反流病的手术适应证不包括（　）。
A. 难以耐受长期服用药物
B. 内科治疗难以治愈的顽固性食管炎
C. 反流引起的严重呼吸道疾病
D. 并发 Barrett 食管
E. 扩张治疗后仍反复发作的食管狭窄

29. 反流性食管炎的不常见症状为（　）。
A. 呕血
B. 胸骨后烧灼感
C. 腹胀
D. 吞咽困难
E. 胸骨后疼痛

30. 可导致胆囊结石患者死亡的并发症为（　）。
A. 胆囊炎
B. 胰腺炎
C. 胆管炎
D. 胆绞痛
E. 结石胆囊嵌顿

31. 有关反流性食管炎的叙述正确的是（　）。
A. 食管滴酸试验不宜合诊断酸性敏感的食管炎患者
B. 食管裂孔疝患者均伴有反流性食管炎
C. 食管下括约肌（LES）张力降低在原发性反流性食管炎中并不多见
D. 酒精可降低食管下括约肌（LES）的张力，常与反流性食管炎有关
E. 迷走神经切断术常并发严重的反流性食管炎

32. 胃的基本电节律的起搏点位于（　）。
A. 贲门
B. 胃底
C. 胃窦
D. 幽门管
E. 胃体大弯侧近端 1/3 和远端 2/3 连接处的纵行肌

33. 甲肝病程中传染性最强的时期是（　）。
A. 潜伏期
B. 慢性期
C. 黄疸期
D. 恢复期
E. 黄疸前期

34. 对急性重症肝炎诊断价值最小的是（　）。
A. 肝性脑病
B. 深度黄疸
C. 腹水及鼓肠
D. ALT > 500U/L
E. 肝脏迅速缩小

35. Hp 最适宜定居的位置是（　）。
A. 幽门腺黏膜表面
B. 胃底腺黏膜表面
C. 胃体腺黏膜表面
D. 胃肠上皮化生黏膜表面
E. 十二指肠黏膜表面

二、多选题（以下每道考题有 5 个备选答案，每题至少有 2 个正确答案）

1. 幽门管溃疡的特点包括（　）。
   A. 餐后很快发生疼痛，抗酸治疗可彻底治疗症状
   B. 疼痛剧烈，无节律性
   C. 早期可出现呕吐
   D. 易发生幽门痉挛和幽门梗阻
   E. 出现腹胀、恶心、呕吐等症状

2. 以下选项中，支持结核性腹膜炎诊断的有（　）。
   A. 青壮年患者，有肾结核
   B. X 线胃肠钡剂检查发现纵行溃疡、裂沟、鹅卵石征等征象
   C. 腹膜结节活检病理显示干酪性肉芽肿形成
   D. 腹胀、腹痛伴低热 2 周。查体：腹部触诊柔韧感，有压痛，移动性浊音（+）
   E. 腹水为渗出液，淋巴细胞占有核细胞总数的 80%，细菌培养阴性，癌细胞(−)；结核菌素试验呈强阳性反应

3. 关于慢性胃炎和消化不良的叙述不正确的是（　）。
   A. 完全是两种疾病
   B. 慢性胃炎一定有消化不良症状
   C. 慢性胃炎患者不能诊断为功能性消化不良
   D. 功能性消化不良患者肯定有消化不良症状
   E. 慢性萎缩性胃炎伴有消化不良的患者可考虑为功能性消化不良

4. 肝癌的传统病理分型包括（　）。
   A. 巨块型
   B. 结节型
   C. 弥漫型
   D. 细胞型
   E. 混合型

5. 胃溃疡并发大出血时可采用的措施有（　）。
   A. 注射阿托品
   B. 注射垂体后叶素
   C. 静脉注射质子泵抑制剂
   D. 稀释口服去甲肾上腺素
   E. 三腔二囊管压迫止血

6. 药物性肝损害组织学一般特征有（　）。
   A. 局灶性（小叶中央）边界较为明显的坏死和脂肪变性，坏死灶严重程度与临床表现呈正比
   B. 汇管区炎症程度较轻，可能有胆管破坏性病变
   C. 多数为中性粒细胞或嗜酸性粒细胞浸润
   D. 类上皮肉芽肿形成
   E. 微泡性脂肪变（线粒体损伤）和脂肪性肝炎

7. 引起肝细胞性黄疸的病因有（　）。
   A. 中毒性肝炎
   B. 病毒性肝炎
   C. 钩端螺旋体病
   D. 败血症
   E. 肝硬化

8. 提示胰腺癌的症状和体征包括（　）。
   A. 体重增加
   B. 腹泻
   C. 黄疸
   D. 腹痛
   E. 发热

9. 下列对诊断胰腺癌有价值的检查应为（　）。
A. 上腹部增强 CT
B. CA19-9
C. EUS + FNA
D. 肝功能
E. MRI

10. 早期胃癌大体形态的分型有（　）。
A. 隆起型
B. 表面型
C. 凹陷型
D. 息肉样型
E. 溃疡型

11. 胃食管反流病的主要致病物质有（　）。
A. 胃酸
B. 胰酶
C. 促胃液素
D. 刺激性食物
E. 胆酸

12. 肝脏是机体内（　）合成代谢的最主要场所。
A. 蛋白质
B. 碳水化合物
C. 消化酶
D. 维生素
E. 脂肪

13. 慢性萎缩性胃炎的病理组织学表现包括（　）。
A. 腺体萎缩，数目减少
B. 胃黏膜变薄
C. 黏膜肌层增厚
D. 可见幽门腺化生和肠腺化生
E. 炎性细胞浸润随着腺体萎缩的加重而增多

14. 哪些患者易患念珠菌食管炎（　）。
A. 晚期肿瘤，并接受放射治疗或抗肿瘤药物治疗者
B. 长期接受抗生素或类固醇激素治疗者
C. 胃溃疡患者
D. 艾滋病或艾滋病病毒携带者等免疫缺陷性疾病患者
E. 反流性食管炎，食管黏膜有明显糜烂或溃疡者

15. 关于慢性胰腺炎的手术指征，以下叙述正确的有（　）。
A. 腹痛剧烈
B. 并发胰腺假性囊肿或脓肿
C. 疑为胰腺癌
D. 形成胰腺瘘管
E. 因胰头肿大或囊肿压迫胆总管发生阻塞性黄疸

16. 以下受体中刺激膜磷酸肌醇的代谢，增加胞质内游离钙离子浓度的有（　）。
A. 缩胆囊素（CCK）
B. 血管活性肠肽（VIP）
C. 乙酰胆碱
D. 促胃泌素释放肽（GRP）
E. P 物质

17. 上消化道大出血表现为呕血还是便血，取决于（　）。
A. 出血部位
B. 出血速度
C. 出血量
D. 出血时间
E. 出血量与贫血是否呈正比

18. 慢性胆囊炎的常见病因有（　）。
A. 急性胰腺炎
B. 胆囊结石

C. 感染
D. 化学刺激
E. 运动障碍

19. 晚期大肠癌可血行转移，最常见的转移部位有（　）。
A. 肝
B. 肺
C. 肾上腺
D. 骨骼
E. 脑

20. 慢性胰腺炎与胰腺癌鉴别，需要进行的检查为（　）。
A. 腹部 X 线平片
B. B 超
C. CT
D. 手术探查或细针穿刺活检
E. 经十二指肠镜收集胰管分泌液做细胞学染色

三、案例分析题（每个案例至少有 3 个提问，每个提问有多个备选答案，其中正确答案有 1 个或几个）

(1~4 题共用题干)

患者，男性，45 岁。因 10 天前出现食欲不振、恶心、呕吐伴乏力、尿黄就诊。查体：巩膜黄染，可见肝掌和数枚蜘蛛痣，肝肋下未触及，脾肋下 1.0cm。化验：ALT 450U/L，AST 510U/L、TBil 86.5μmol/L，ALB 42g/L，GLB 35g/L，anti-HAV-IgM 阳性，乙肝五项全为阴性。患者自述 10 年前因外伤进行过手术治疗，术中输血 1600ml。

1. 患者诊断应考虑为（　）。
A. 急性甲型肝炎
B. 慢性乙型肝炎
C. 丙型肝炎
D. 肝硬化
E. 慢性丙型肝炎、急性甲型肝炎

2. 了解病原首先应做的检查为（　）。
A. HBV 标志物
B. B 超检查
C. 胸部 X 线片检查
D. anti-HCV、HCV-RNA 检查
E. 胃镜检查

3. 有助于对病情全面评估的检查有（　）。
A. B 超检查
B. 肝纤维化指标
C. 胃镜检查
D. 胸部 CT 扫描
E. 肝脏穿刺检查

4. 对该患者当前的治疗原则为（　）。
A. 应用干扰素抗病毒治疗为主要目的
B. 应用激素退黄
C. 加强营养支持，适当药物治疗
D. 应用免疫调节药物，以抑制甲型肝炎病毒和丙型肝炎病毒的复制
E. 以保肝、降酶、退黄为主要目的，恢复正常肝功能，防止重型肝炎发生

(5~7 题共用题干)

患者，女性，49 岁。因腹部阵发性胀痛 3 个月，伴呕吐，呕吐物为胃内容物，黏液脓血便入院。查体：血压 128/90mmHg，脉搏 86 次/分，腹胀，未见肠型，右下腹可触及一斜行肿块，质韧压痛，腹部透视见一气液平面，WBC 11×10^9/L，Hb 87g/L。

5. 患者诊断首先考虑为（　）。
A. 阑尾周围脓肿
B. 卵巢囊肿
C. 结肠癌
D. 回盲部结核

E. 回盲部套叠

6. 以下检查意义最大的是（　）。
A. X线钡剂检查
B. 纤维结肠镜
C. 腹部B超
D. 腹部CT
E. 直肠指检

7. 对患者应采取的治疗措施为（　）。
A. 中药治疗
B. 手术治疗
C. B超引导下穿刺
D. 结肠充气复位
E. 对症支持疗法

(8~13题共用题干)

患者，女性，58岁。因反复中上腹隐痛8年入院。腹痛常发生在餐后30分钟，服制酸剂可缓解。近半年疼痛失去规律性，食欲减退，体重下降。因近1周大便呈灰黑色就诊。查便潜血（++~+++）。

8. 患者最可能的诊断为（　）。
A. 胃溃疡并发出血
B. 胃癌并发出血
C. 十二指肠溃疡并发出血
D. 食管静脉曲张破裂出血
E. 慢性糜烂性胃炎并发出血

9. 应优先进行的检查有（　）。
A. 消化道钡剂检查
B. 胃镜检查
C. 肠镜检查
D. 肿瘤标志物检查
E. H. pylori血清学检查

10. 胃镜：胃角见一0.5cm×1.0cm溃疡，底覆污秽苔，周围黏膜肿胀呈围堤状，质硬，胃黏膜蠕动差，病理活检未见明显癌细胞。下一步应进行的处理为（　）。
A. 上腹CT
B. 手术治疗
C. 抗溃疡治疗
D. 超声内镜
E. 再行胃镜胃黏膜活检

11. 患者再行胃镜胃黏膜活检提示符合胃腺癌改变。以下属于胃部癌前病变的有（　）。
A. 胃腺体增生
B. 假幽门腺化生
C. 胃黏膜异型增生
D. 胃息肉
E. 肠型化生

12. 上腹B超示肝胆胰脾肾未见异常，上腹CT示胃体及胃窦交界处见一3cm×4cm包块，边界欠清，胃窦周围见数个肿大淋巴结。患者确诊后应选择的治疗方案为（　）。
A. 足量放疗
B. 术后积极化疗
C. 放射介入治疗
D. 化疗加中药治疗
E. 及时手术治疗

13. 应及早和定期做胃镜检查的情形有（　）。
A. 胃切除术后10年
B. 良性溃疡但胃酸缺乏
C. 幽门螺杆菌阳性
D. 胃溃疡正规治疗2个月无效
E. 40岁以上，特别是男性，近期出现消化不良、呕血或黑便

(14~18题共用题干)

患者，男性，42岁。胸骨后疼痛伴反酸2年，多次心电图检查正常。胃镜检查未

见异常。

14. 为明确诊断需要进行的检查有（　）。
   A. 胸部 CT
   B. 内镜检查
   C. ECG
   D. 食管滴酸试验
   E. 24 小时食管 pH 值监测

15. 患者口服雷贝拉唑 3 天后，症状明确好转。患者可能的诊断是（　）。
   A. 胃溃疡
   B. 食管癌
   C. Barrett 食管
   D. 慢性食管炎
   E. 胃食管反流病

16. 本疾病的食管外表现有（　）。
   A. 抽搐
   B. 咽喉炎
   C. 声嘶
   D. 咳嗽
   E. 哮喘

17. 患者可能发生的并发症有（　）。
   A. 食管裂孔疝
   B. 上消化道出血
   C. 食管狭窄
   D. Barrett 食管
   E. 食管憩室

18. 本患者的治疗因药为（　）。
   A. 莫沙必利
   B. H_2-R 拮抗剂
   C. PPI
   D. 钙拮抗剂
   E. 抗酸药

（19~24 题共用题干）

患者，男性，48 岁。因近 3 个月出现食欲不佳、下肢水肿来诊。自述有 20 年酗酒史，每天 250ml 白酒。既往有乙肝病史。查体：肝掌、蜘蛛痣阳性。腹部膨隆，脾肋下 2cm，移动性浊音阳性，下肢凹陷性水肿。ALT 129U/L，AST 123U/L，总胆红素 81μmol/L，血清清蛋白 16g/L，凝血酶原时间 21 秒。

19. 诊断考虑的疾病有（　）。
   A. 肝硬化（失代偿期）
   B. 原发性肝癌
   C. 结核性腹膜炎
   D. 自发性腹膜炎
   E. 腹膜转移癌

20. 促使患者腹水形成的内分泌激素有（　）。
   A. 雄激素
   B. 雌激素
   C. 醛固酮
   D. 心钠素
   E. 前列腺素

21. AFP 1800μg/L，B 超提示肝癌并门脉癌栓。关于 AFP，以下叙述正确的有（　）。
   A. 肝癌患者 AFP 可不升高
   B. AFP 浓度与肝癌大小不相关
   C. 肝炎后肝硬化 AFP 可呈阳性
   D. 健康人的血中也可含有 AFP
   E. 肝癌患者 LCA 结合型 AFP 的比值 >25%

22. 患者突然出现剧烈腹痛、血压下降。可能出现原发性肝癌的并发症有（　）。
   A. 上消化道出血
   B. 肝性脑病
   C. 肝癌结节破裂出血
   D. 肝肾综合征
   E. 继发感染

23. 确诊疾病的检查有（　）。
   A. 腹部 B 超

B. 腹腔穿刺

C. 血氨

D. AFP

E. 血常规

24. 此时应进行的处理有（ ）。

A. 抗休克治疗

B. 手术治疗

C. 化学治疗

D. 中医治疗

E. 放射治疗

（25~27 题共用题干）

患者，男性，49 岁。中上腹间歇性疼痛4年。因上腹痛加剧3个多月，伴有恶心与食欲减退就诊。X线钡剂检查：胃窦部可见2.5cm×3.0cm龛影，边缘不规则。便潜血试验3次阳性。

25. 患者最可能诊断为（ ）。

A. 胃溃疡出血

B. 胃溃疡恶变

C. 胃溃疡合并慢性胃炎

D. 胃溃疡合并息肉

E. 胃溃疡合并幽门梗阻

26. 为了明确诊断，首先应做的检查为（ ）。

A. CT

B. 随访检查便潜血

C. B超

D. 胃镜加病变组织活检

E. 胃液分析

27. 诊断明确后最主要的处理为（ ）。

A. 口服雷尼替丁

B. 口服奥美拉唑

C. 胶体铋+抗菌治疗

D. 手术治疗

E. 服药后3个月随访胃镜检查

（28~31 题共用题干）

患者，女性，42 岁。2 年前患肺结核。3个月前因腹痛、便秘、体重增加10天来诊。查体：腹软，右下腹压痛，可触及一鸡蛋大小包块，肠鸣音活跃。X线钡透显示回盲部充盈缺损。PPD试验强阳性。

28. 患者最可能诊断为（ ）。

A. 克罗恩病

B. 增生型肠结核

C. 溃疡型肠结核

D. 慢性阑尾炎

E. 右半结肠炎

29. 本疾病最常见的感染途径是（ ）。

A. 直接蔓延

B. 血行播散

C. 经口感染

D. 淋巴结扩散

E. 以上都不是

30. 本疾病最好发的部位是（ ）。

A. 乙状结肠

B. 降结肠

C. 横结肠

D. 升结肠

E. 回盲部

31. 该患者为进一步确诊还需要进行的检查为（ ）。

A. 胸部X线片

B. 便细菌检查

C. 血常规

D. 红细胞沉降率

E. 纤维结肠镜检查

（32~36 题共用题干）

患者，女性，39 岁。因低热、食欲下降、腹胀2个月，停止排气排便1天，腹痛、恶心、呕吐4小时入院。自述有4年结核病史。查体：脐周包块，肠鸣音亢进。

32. 该患者目前的诊断可能为（ ）。
A. 肠梗阻
B. 急性胃扩张
C. 中毒性巨结肠
D. 急性肠扭转
E. 十二指肠壅滞综合征

33. 接诊该患者首先要做的检查是（ ）。
A. 血常规
B. 电解质
C. 腹部平片
D. 腹部B超
E. 腹腔穿刺

34. 为进一步明确病因，该患者不需要进行的检查是（ ）。
A. ESR
B. PPD
C. 胸部X线片
D. 腹腔镜
E. 腹部CT

35. 该患者确定诊断可能是（ ）。
A. 肠结核
B. 结核性腹膜炎
C. 克罗恩病
D. 小肠肉瘤
E. 溃疡性结肠炎

36. 对该患者进行治疗时，需要注意的事项有（ ）。
A. 全程规则治疗
B. 手术切除，规律化疗
C. 长期服用激素，注意减量
D. 强化联合用药，延长疗程
E. 规律服用柳氮磺胺吡啶

（37~41题共用题干）

患者，女性，42岁。因乏力、瘙痒1年多入院。自述4年前因出现左上腹疼痛，疑梗阻性黄疸进行过治疗。B超发现胆囊多发结石，行胆囊切除和胆总管探查术。

37. 以下检查有助于诊断的有（ ）。
A. 腹部B超
B. ERCP
C. PTC
D. LDH
E. AMA

38. B超提示肝窦弥漫性异常光点，脾大，HBV（-）、HCV（-）、AMA（+）。该患者诊断考虑的疾病为（ ）。
A. 复发性胆石症
B. 肝细胞肝癌
C. 自身免疫性肝炎
D. 原发性胆汁性肝硬化
E. 原发性硬化性胆管炎

39. 为进一步明确诊断和分期应做的检查有（ ）。
A. 腹部CT
B. MRCP
C. PTC
D. ERCP
E. 肝穿刺活检

40. 该疾病的主要病变部位在（ ）。
A. 胆囊
B. 胆总管
C. 汇管区
D. 小胆管
E. 肝细胞

41. 该疾病的最佳治疗方法为应用（ ）。
A. 肾上腺皮质激素
B. 环孢素A

C. S–腺苷氨酸
D. 熊去氧胆酸
E. 肝移植

(42~45 题共用题干)

患者，女性，39 岁。因反复腹痛、腹泻 4 年来诊。自述情绪紧张时症状加重。查体无异常，多次便常规和培养正常。肠镜未见异常。

42. 该患者最可能的诊断为（　）。
A. 结肠癌
B. 肠淋巴瘤
C. 肠易激综合征
D. 慢性细菌性痢疾
E. 慢性阿米巴痢疾

43. 为明确诊断应进行的检查有（　）。
A. 血常规
B. 结肠镜
C. 全消化道钡剂检查
D. CT
E. 胸部 X 线片

44. 在胃肠功能紊乱的发生中起作用的因素有（　）。
A. 过度疲劳
B. 情绪紧张
C. 家庭纠纷
D. 饮食失调
E. 生活工作上的困难

45. 患者经使用对症处理效果欠佳，此时应采取的有效的处理措施为（　）。
A. 针灸、理疗
B. 中医治疗
C. 应用胃动力药
D. 少渣、易消化饮食
E. 加用抗焦虑抑郁药

参考答案

一、单选题

1. B	2. C	3. C	4. D	5. E	6. A	7. A	8. D	9. E	10. B
11. A	12. C	13. A	14. A	15. E	16. B	17. E	18. D	19. B	20. D
21. D	22. C	23. C	24. C	25. B	26. D	27. C	28. D	29. C	30. C
31. D	32. E	33. E	34. D	35. A					

二、多选题

1. BCDE	2. ACDE	3. ABCE	4. ABC	5. CD
6. BCDE	7. ABCDE	8. BCD	9. ACE	10. ABC
11. ABE	12. ABDE	13. ABCD	14. ABDE	15. BCDE
16. ACDE	17. ABC	18. BCDE	19. ABC	20. CD

三、案例分析题

1. E	2. D	3. ABCE	4. E	5. C
6. B	7. B	8. B	9. AD	10. ADE
11. CE	12. BE	13. ABDE	14. BDE	15. E
16. BCDE	17. BCD	18. ACE	19. A	20. CD
21. ACDE	22. C	23. AB	24. AB	25. B
26. D	27. D	28. B	29. C	30. E
31. E	32. A	33. C	34. D	35. B
36. D	37. ABE	38. D	39. E	40. CD
41. E	42. C	43. BC	44. ABCE	45. E

高级卫生专业技术资格考试用书
消化内科学模拟试卷（四）

中国协和医科大学出版社

模拟试卷（四）

一、单选题（以下每道考题有5个备选答案，请选择1个最佳答案）

1. 门脉高压时，腹壁浅静脉的血流方向为（ ）。
   A. 脐以上血流方向由下至上，脐以下血流由上至下
   B. 脐以上血流方向由下至上，脐以下血流由下至上
   C. 脐以上血流方向由上至下，脐以下血流由上至下
   D. 以脐为中心向四周伸展
   E. 脐以上血流方向由上至下，脐以下血流由下至上

2. 上腹部出现明显胃蠕动波，常见于下列哪种疾病（ ）。
   A. 胃癌
   B. 幽门梗阻
   C. 急性胃炎
   D. 胃溃疡
   E. 胃黏膜脱垂

3. 急性菌痢患者的腹泻属于（ ）。
   A. 分泌性
   B. 渗透性
   C. 渗出性
   D. 动力性
   E. 吸收不良性

4. 腹痛呈阵发性绞痛的疾病有（ ）。
   A. 十二指肠溃疡
   B. 胆道蛔虫
   C. 泌尿系结石
   D. 急性胰腺炎
   E. 急性阑尾炎

5. 对诊断消化性溃疡急性穿孔最有价值的临床表现是（ ）。
   A. 溃疡病史
   B. 剧烈的上腹疼痛
   C. 肝浊音区消失
   D. 恶心、呕吐
   E. 腹胀、尿少

6. A型胃炎的好发部位在（ ）。
   A. 胃大弯
   B. 胃小弯
   C. 胃体部
   D. 胃底
   E. 胃窦部

7. 区别活动性胃炎与非活动性胃炎的主要依据是（ ）。
   A. 淋巴细胞浸润程度
   B. 浆细胞浸润程度
   C. 中性粒细胞浸润程度
   D. 是否有HP感染
   E. 以上都不是

8. 食管癌患者出现进食呛咳提示（ ）。
   A. 癌侵犯吞咽神经
   B. 上段食管癌
   C. 食管气管瘘
   D. 癌肺转移
   E. 伴有气管炎

9. 脑-肠肽中引起疼痛感觉的调节和传递介质是（　）。
A. 5-羟色胺（5-HT）
B. 缩胆囊素（CCK）
C. 生长抑素（SST）
D. 血管活性肠肽（VIP）
E. P 物质

10. 不是 Cronkhite-Canada 综合征临床特征的是（　）。
A. 皮肤色素沉着
B. 中年以后发病
C. 有遗传性
D. 蛋白漏出性胃肠症状
E. 低蛋白血症

11. 对亚临床肝性脑病最有诊断价值的是（　）。
A. 精细的智力测验
B. 视觉诱发电位
C. 影像学检查
D. 血氨
E. 脑电图

12. 我国引起肝硬化的最常见原因是（　）。
A. 酒精中毒
B. 遗传代谢性疾病
C. 病毒性肝炎
D. 工业毒物
E. 自身免疫因素

13. 急性胰腺炎的发病机制是（　）。
A. 组织细胞破坏
B. 消化酶缺乏
C. 胰腺的自我消化
D. 消化酶生成过多
E. 细胞自溶

14. 为昏迷患者插胃管至 15cm 处时，将其头部托起使下颌靠近胸骨柄的目的是（　）。
A. 防止黏膜受伤
B. 减轻患者的痛苦
C. 防止胃管盘曲在口中
D. 增大咽喉部通过的弧度
E. 便于观察病情

15. 肠内营养对活动期炎性肠病的作用不包括（　）。
A. 足量肠内营养
B. 改善肠道菌群
C. 降低饮食脂肪摄取，减少炎症递质合成
D. 全面均衡的营养补充
E. 给病变肠段提供微量元素

16. 关于功能性消化不良病因和发病机制的叙述不正确的是（　）。
A. 胃肠动力障碍为主要发病机制
B. 常有胃电图异常
C. 胃感觉异常
D. 与精神和应激因素有关
E. 主要与幽门螺杆菌感染有关

17. 不是肠易激综合征腹泻特点的是（　）。
A. 每日排便 3~5 次
B. 便多呈稀糊状
C. 排便不干扰睡眠
D. 便有黏液
E. 可有脓血

18. 增生性肠结核的主要临床表现为（　）。
A. 恶心和呕吐
B. 便秘和腹部包块
C. 腹痛和腹胀
D. 低热、盗汗

E. 腹痛、腹泻

19. 氨对中枢神经系统的毒性作用是（ ）。
A. 取代多巴胺使脑干网状结构功能失常引起昏迷
B. 促使芳香氨基酸更多进入组织
C. 干扰脑细胞代谢，对神经元或突触的膜有直接毒性作用
D. 减少脑组织 ATP 含量
E. 增加血脑屏障对 γ–氨基丁酸的通透性

20. 对于急性腹痛的叙述不正确的是（ ）。
A. 急性阑尾炎早期出现中上腹或剑突下疼痛
B. 急性胰腺炎患者腹肌紧张不明显
C. 咳嗽伴发上腹部疼痛时，可认为是上腹部的病变
D. 咳嗽可诱发反跳痛
E. 深呼吸时，腹部不随呼吸而起伏运动，多为弥漫性腹膜炎

21. 患者，男性，60 岁。进行性吞咽困难 4 个月，目前仅能进流质饮食。查体：消瘦，锁骨上淋巴结未触及肿大。食管钡剂检查示：中段食管黏膜破坏，充盈缺损，管腔狭窄。患者出现声音嘶哑，提示肿瘤已侵犯（ ）。
A. 气管隆突
B. 迷走神经
C. 喉返神经
D. 喉上神经
E. 声带

22. 患者，男性，26 岁。因胃溃疡而行胃切除，术后半年上腹部疼痛明显，经常腹泻，经用抗酸药物和诺氟沙星治疗效果不佳，腹泻腹痛加重，最可能的诊断是（ ）。
A. 胃空肠吻合口溃疡
B. 残胃吻合口炎
C. 慢性胰腺炎
D. 促胃液素瘤
E. 癌性溃疡

23. 肝性脑病时应用抗生素的主要目的是（ ）。
A. 抑制肠道细菌，减少氨的形成
B. 预防原发性腹膜炎
C. 预防继发性肠道感染
D. 减少真菌繁殖
E. 清除肠道毒素

24. 溃疡性结肠炎的完整诊断包括（ ）。
A. 临床类型、病变范围、严重程度、病情分期
B. 严重程度、病变范围、临床类型、是否有并发症
C. 严重程度、病情分期、病变范围、是否激素依赖
D. 临床类型、病变范围、严重程度
E. 急性或慢性、病情分期、病变范围、是否激素依赖

25. 肝性脑病的诱因不包括（ ）。
A. 上消化道出血
B. 长期蛋白质摄入不足引起神经细胞变性
C. 便秘造成肠道对氨和毒素吸收增加
D. 镇静催眠药、麻醉药的使用
E. 消化道出血肠内分解血液产氨

26. 下列体征对诊断肝癌最有帮助的是（ ）。
A. 肝脏增大
B. 肝脏变硬
C. 肝脏压痛
D. 肝表面结节，轻压痛
E. 肝区叩痛阳性

27. 治疗急性水肿型胰腺炎正确的方法是（ ）。
A. 内科保守治疗
B. Oddi 括约肌切开术
C. 应用胰酶
D. 手术
E. 应用生长抑素

28. 关于肠结核好发部位的叙述正确的是（ ）。
A. 回盲部是主要的好发部位，其次为空肠
B. 回盲部是主要的好发部位，其次为横结肠
C. 回盲部是主要的好发部位，其次为升结肠
D. 回盲部是主要的好发部位，其次为十二指肠
E. 回盲部是主要的好发部位，其次为降结肠

29. 下列哪种性状的粪便提示急性细菌性痢疾（ ）。
A. 果酱样便
B. 柏油样便
C. 水样便
D. 黏液脓血便
E. 鲜红血便

30. 血氨升高对脑功能的影响机制不包括（ ）。
A. 干扰脑细胞三羧酸循环，使大脑细胞的能量供应不足
B. 增加了脑对中性氨基酸的摄取
C. 血氨增加，导致星形胶质细胞中谷氨酰胺增加，引起脑细胞水肿
D. 血浆中色氨酸增多
E. 氨可直接干扰神经的电活动

31. 溃疡性结肠炎内镜下的主要表现是（ ）。
A. 纵行或匍行性溃疡
B. 血管模糊
C. 脓性分泌物
D. 弥漫性、多发性糜烂或溃疡
E. 黏膜细颗粒状

32. 患者，女性，18 岁。因腹痛、腹泻和体重下降 1 年余就诊。行胃肠钡剂造影，见小肠节段性狭窄，手术切除标本见肠黏膜表面呈铺路石状，其病理组织学改变不包括（ ）。
A. 小肠隐窝脓肿
B. 早期黏膜溃疡呈鹅口疮样
C. 病变累及肠壁全层
D. 非干酪样肉芽肿
E. 裂隙溃疡

33. 患者，男性，60 岁。饮酒 30 年，近期出现上腹部痛向腰背放射，进油腻食物腹痛加剧，粪便中出现油珠，超声检查示主胰管 4mm。最可能的诊断是（ ）。
A. 慢性胃炎
B. 慢性胆囊炎
D. 慢性胰腺炎
E. 消化性溃疡

34. 患者，男性，20 岁。以乏力，肝区痛，食欲不佳就诊。查体：肝肋下 2cm，质中有压痛，脾不大，如做肝活组织检查，病理变化符合慢性肝炎诊断的是（ ）。
A. 肝细胞变性与坏死
B. 肝细胞有气球样变
C. 肝细胞有嗜酸性变
D. 肝细胞有桥接样坏死
E. 假小叶形成

35. 肝性脑病患者前驱期（一期）出现最早的临床表现是（　）。
A. 行为异常
B. 轻度性格改变
C. 脑电图异常
D. 定向力、理解力障碍
E. 各种反射消失，肌张力降低

二、多选题（以下每道考题有 5 个备选答案，每题至少有 2 个正确答案）

1. 机体清除氨的主要方式有（　）。
A. 合成谷氨酸和谷氨酰胺
B. 合成尿素
C. 经肾脏排泄
D. 经肺部呼出
E. 经皮肤蒸发

2. 消化性溃疡的手术适应证有（　）。
A. 大出血内科治疗无效
B. 急性穿孔
C. 顽固性及难治性溃疡
D. 水肿性幽门梗阻
E. 癌溃疡或高度怀疑为恶性肿瘤

3. 有关肠结核的叙述正确的有（　）。
A. 常并发急性肠穿孔
B. 易并发肠梗阻
C. 腹泻便秘交替
D. 易癌变
E. 好发于回盲部

4. 属于胰腺外分泌间接刺激试验的有（　）。
A. 血清 CCK 测定
B. Lundh 试餐试验
C. BT–PABA 试验
D. 血浆胰多肽（PP）测定
E. 血浆胰岛素测定

5. 黄疸的血清活力测定内容有（　）。
A. 血清丙氨酸氨基转移酶（ALT）
B. 血清冬氨酸氨基转移酶（AST）
C. 碱性磷酸酶（ALP）
D. γ 谷氨酰转肽酶（γ–GT）
E. 腺苷脱氨酶（ADA）

6. 腹部症状与体征不相符的疾病有（　）。
A. 铅中毒
B. 糖尿病酮症酸中毒
C. 急性肠系膜动脉栓塞
D. 急性肠梗阻
E. 胆道蛔虫病

7. 肠结核溃疡的肉眼形态是（　）。
A. 椭圆形，溃疡的长轴与肠的长轴平行
B. 早期可呈多发阿弗他溃疡
C. 不规则的地图状
D. 呈带状，其长径与肠长轴垂直
E. 火山喷口状

8. 胃黏膜上皮细胞防护机制包括（　）。
A. 修复作用
B. 分泌黏液的能力
C. 分泌碳酸氢盐的能力
D. 胃的蠕动能力
E. 分泌胃酸的能力

9. 提示器质性消化不良疾病的“报警症状和体征”为（　）。
A. 吞咽困难、呕血、黑便
B. 消化不良进行性加重
C. 黄疸、腹部包块
D. 45 岁以上，近期出现消化不良

E. 消瘦、贫血

10. 结核性腹膜炎患者的发热特点有（　）。
A. 少数呈稽留热
B. 以低热与中等热为多见
C. 一半有弛张热
D. 高热伴明显毒血症见于伴干酪样肺炎
E. 高热伴明显毒血症见于同时伴有粟粒型肺结核

11. Hp 能在胃内定植是因为（　）。
A. Hp 能分泌 Vac A 和 Cag A
B. Hp 具有鞭毛
C. Hp 能分泌黏附素
D. Hp 呈梭形
E. Hp 能分泌尿素酶

12. 下列有关溃疡性结肠炎结肠镜表现的叙述正确的有（　）。
A. 大小不一的多发浅溃疡
B. 形态、大小不一的炎性息肉
C. 结肠袋消失
D. 黏膜血管网模糊及脓血性分泌物
E. 病变呈跳跃式分布

13. 下列关于 Barrett 食管的治疗，叙述正确的有（　）。
A. 必须使用 PPI 治疗
B. 必须长疗程维持治疗
C. 必须手术切除
D. 有指征者可考虑行抗反流手术
E. 加强随访是目前预防癌变的唯一方法

14. 通过影响 LES 压，能促进胃食管反流病发生的是（　）。
A. 缩胆囊素
B. 胰升糖素
C. 血管活性肠肽
D. 地西泮
E. 西沙必利

15. 以下与难治性溃疡有关的因素有（　）。
A. 慢性胃十二指肠炎
B. 特殊类型溃疡
C. 应用抗溃疡药物过多
D. 神经精神因素未解除
E. 幽门螺杆菌感染持续阳性

16. 克罗恩病结肠镜下所见为（　）。
A. 黏膜水肿，稍充血
B. 卵石样隆起
C. 圆形、线状或沟槽样溃疡
D. 病变黏膜呈弥漫性浅表溃疡
E. 火山口样改变

17. 胰腺癌患者腹痛的缓解方式为（　）。
A. 进餐
B. 俯卧位
C. 应用麻醉类药品
D. 应用解痉镇痛药
E. 仰卧位

18. 腹泻从病理上可分为（　）。
A. 感染性腹泻
B. 渗出性腹泻
C. 渗透性腹泻
D. 分泌性腹泻
E. 肠运动功能异常性腹泻

19. 患者，女性，44 岁。上腹饱胀不适 10 余年。查体：发育正常，营养中等，表情自然，皮肤无黄染，腹平坦，腹肌软，全腹无压痛反跳痛，肝脾肋缘下未触及，胃镜检查如下图，诊断正确的是（　）。

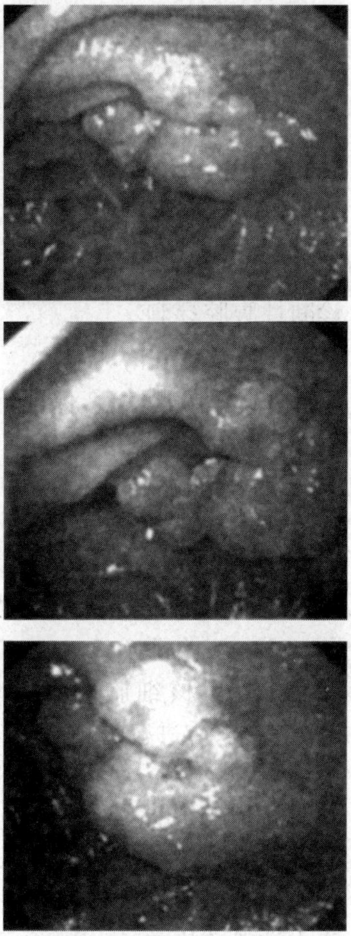

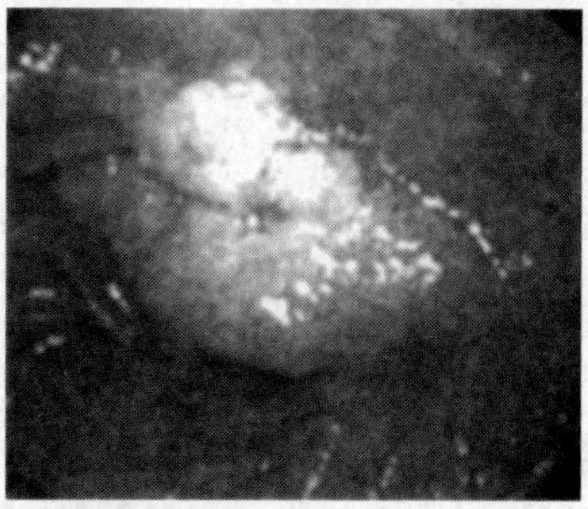

A. 十二指肠腺瘤
B. 十二指肠增生性息肉
C. 十二指肠腺癌
D. 十二指肠平滑肌瘤
E. 可能是 Brunner 腺瘤

20. 属于胰腺外分泌试验的是（　）。
A. 血清胰多肽测定
B. 血清缩胆囊素测定
C. 血清胰岛素水平测定
D. Lundh 试验
E. 胰功肽试验

三、案例分析题（每个案例至少有 3 个提问，每个提问有多个备选答案，其中正确答案有 1 个或几个）

（1~4 题共用题干）

患者，男性，62 岁。以“腹痛，排黏液血便 1 天”为主诉入院。患者 1 天前无明显诱因出现左侧腹部痉挛性疼痛，阵发性加重，并排黏液鲜血便，1~2 小时排便一次，每次量约 50ml，血便混合，排便后腹痛可减轻，无里急后重。查体：腹软，左侧腹部有压痛，无反跳痛及肌紧张，未触及包块，肝脾肋下未触及，肝肾区无叩痛，移动性浊音阴性。

1. 该患者初步诊断不能除外的疾病有（　）。
A. 肠易激综合征
B. 急性出血坏死性小肠炎
C. 结肠息肉
D. 细菌性痢疾
E. 溃疡性结肠炎
F. 缺血性结肠炎

2. 该患者入院后拟完善的相关检查有（　）。
A. 便常规及潜血试验

B. 结肠镜及活检
C. 便细菌培养
D. 胃镜
E. 腹部血管 CT
F. 血常规

3. 该患者肠镜结果显示：结肠脾曲黏膜充血、水肿，多发性浅溃疡。结肠镜下黏膜活检见黏膜坏死，黏膜下水肿、出血。腹部血管 CT：肠系膜上动脉见血栓形成。便常规：WBC 0 个/HP，RBC 10~12 个/HP，潜血（+++）；3 次便细菌培养阴性。血常规：白细胞 $8.5\times10^9/L$，中性粒细胞 83.9%，红细胞 $4.85\times10^{12}/L$，血红蛋白 132g/L，血小板 $28.2\times10^9/L$。该患者目前诊断为（　）。
A. 急性出血坏死性小肠炎
B. 克罗恩病
C. 大肠癌
D. 细菌性痢疾
E. 溃疡性结肠炎
F. 缺血性结肠炎

4. 对于该患者目前治疗上应给予（　）。
A. 禁食
B. 补液，维持水电解质平衡
C. 抗生素治疗
D. 应用血管加压素
E. 应用低分子右旋糖酐
F. 持续低流量吸氧

（5~11 题共用题干）

患者，女性，40 岁。因低热、腹胀、少尿、下肢水肿 2 个月就诊。既往有乙肝病史。查体：巩膜无黄染，腹部膨隆，肝脾触诊欠满意，有移动性浊音，下肢轻度凹陷性水肿。

5. 该患者腹水原因有（　）。
A. 肝硬化
B. 结核性腹膜炎
C. 自发性腹膜炎
D. 腹膜转移癌
E. 缩窄性心包炎

6. 应优先进行的检查有（　）。
A. 诊断性腹腔穿刺
B. ERCP
C. 肿瘤标志物检测
D. 腹部 B 超
E. X 线胸片

7. 辅助检查：TB 21μmol/L，ALT 50U/L，ALB 26g/L，GLB 35g/L，腹水呈淡红色，比重 1.018，白细胞 $0.3\times10^6/L$，红细胞 $3\times10^9/L$，多核细胞 0.22，单核细胞 0.78。对腹水应进行的检查有（　）。
A. 腹水细菌培养
B. 腹水涂片找抗酸杆菌
C. 腹水找癌细胞
D. 腹水腺苷脱氨酶检查
E. 腹水淀粉酶检查

8. 腹水未见抗酸杆菌及癌细胞。为明确诊断应进行的检查有（　）。
A. 妇科 B 超
B. 盆腔 CT
C. 腹腔镜
D. 小肠镜
E. 冠脉造影

9. 腹腔镜检查腹膜上见灰白色结节，腹水 ADA > 450U/L。对该患者的治疗方案是（　）。
A. 手术治疗
B. 抗结核治疗

C. 腹腔内注射抗癌药
D. 护肝治疗
E. 免疫治疗

10. 结核性腹膜炎最常见的并发症是（　）。
A. 急性穿孔
B. 腹腔脓肿
C. 肠瘘
D. 肠梗阻
E. 粪瘘

11. 下列治疗结核性腹膜炎的措施正确的有（　）。
A. 大量抽腹水
B. 手术清除病灶
C. 卧床休息、加强营养
D. 正规的抗结核治疗
E. 腹腔内注入糖皮质激素

（12～18 题共用题干）

患者，男性，20 岁。上腹部间歇性疼痛 3 年，疼痛与饮食无明确关系，常反酸、腹泻，曾有黑便 6 次。查体：上腹部压痛，未触及包块。

12. 为明确诊断需进行的检查有（　）。
A. 胃酸测定
B. 腹部 B 超
C. 胃镜并活检
D. 肠镜
E. 肿瘤标志物

13. 胃镜示复合多发溃疡，制酸药治疗效果欠佳。应考虑的疾病有（　）。
A. 难治性溃疡
B. 促胃液素瘤
C. 穿透性溃疡
D. 球后溃疡
E. 胃溃疡癌变

14. 患者应进一步进行的检查有（　）。
A. 血清胃泌素测定
B. 上消化道钡剂
C. CEA 测定
D. 超声内镜检查
E. MAO 和 BAO 测定

15. 如行胃液分析检查，可能的结果有（　）。
A. BAO＝5mmol/h，MAO＝15mmol/h
B. BAO＝2mmol/h，MAO＝10mmol/h
C. BAO＝18mmol/h，MAO＝25mmol/h
D. BAO＝20mmol/h，MAO＝31mmol/h
E. BAO＝10mmol/h，MAO＝30mmol/h

16. 以下属于 Zollinger-Ellison 综合征特征的是（　）。
A. 低胃泌素血症、脂肪泻和十二指肠溃疡
B. 高胃泌素血症、便秘和胃排空下降
C. 低胃泌素血症、高钾血症和胃液 pH 升高
D. 高胃泌素血症、低钾血症、腹泻
E. 低胃泌素血症、胰岛非 B 细胞增生，伴其他内分泌肿瘤

17. 关于促胃液素瘤引起的消化性溃疡叙述正确的有（　）。
A. 多发生在球后十二指肠降段和横段，或空肠近端
B. 常规胃手术后不易复发
C. 易并发出血、穿孔和梗阻
D. 基础胃酸分泌过度
E. 常伴腹泻

18. 该疾病最佳的治疗方法是（　）。
A. 奥美拉唑口服
B. 手术治疗
C. 法莫替丁口服

D. 硫糖铝口服
E. 放射治疗

(19~22 题共用题干)

患者，男性，19 岁。以低热、腹痛 2 个月入院。患者于入院前 2 个月无明显诱因发热，体温 37.4~38.0℃，以午后为著，同时伴有阵发性腹痛，以脐周痛明显，伴有食欲减退、乏力。无咳嗽、呕吐，排便次数增多，3~4 次/天，黄色糊状。无与结核患者密切接触史，无服中药史。曾在当地医院给予抗感染治疗（不详），症状无缓解。患者来自经济条件较差的农村。查体：体温 37.7℃，神清，咽部无充血，双肺、心无明显异常，腹平软，肝、脾未触及，脐周轻压痛，肠鸣音正常。

19. 对患者考虑的诊断包括（　）。
A. 慢性胰腺类
B. 胃溃疡
C. 克罗恩病
D. 肠结核
E. 肠道寄生虫感染

20. 辅助检查：血、尿、便常规正常，肝功能、心肌酶正常。胸部正侧位 X 线片示：肺部未见异常。心电图正常。腹部 B 型超声未见异常。C-反应蛋白正常，红细胞沉降率 10mm/h，支原体抗体、抗链 “O”、类风湿因子及 PPD 试验均阴性。该患者最可能的诊断是（　）。
A. 慢性胰腺炎
B. 胃溃疡
C. 克罗恩病
D. 肠结核
E. 肠道寄生虫感染

21. 对患者有明确诊断意义的是（　）。
A. 便培养
B. 肠镜检查
C. 酶免疫法检测粪便寄生虫抗原
D. 腹部 CT 检查
E. 血淀粉酶检测

22. 留取患者新鲜粪便，酶免疫法检测粪便蓝氏贾第鞭毛虫抗原为阳性。患者诊断为蓝氏贾第鞭毛虫病。对患者有效的治疗是口服（　）。
A. 柳氮磺胺吡啶
B. 埃索美拉唑
C. 甲硝唑
D. 左氧氟沙星
E. 小檗碱

(23~26 题共用题干)

患者，男性，48 岁。腹胀、乏力，伴食欲不振 3 年。查体：巩膜轻度黄染，胸前可见 2 个蜘蛛痣，腹软，肝肋下未及，脾肋下 5cm，腹水征阳性。

23. 患者可能的诊断是（　）。
A. 继发性腹膜炎
B. 肝硬化
C. 原发性肝癌
D. 腹膜转移癌
E. 胆管结石
F. 脾功能亢进

24. 患者自服利尿剂 2 天后出现睡眠时间昼夜颠倒，言语不清，简单计算亦不能完成。患者可能出现的并发症有（　）。
A. 原发性肝癌
B. 消化道出血
C. 门静脉血栓形成
D. 自发性腹膜炎
E. 肝性脑病
F. 肺性脑病

25. 引起肝性脑病的有毒物质有（　）。
A. 芳香族氨基酸
B. 短链脂肪酸
C. 氨
D. 硫醇
E. 钾离子
F. 镁离子

26. 引起患者肝性脑病可能的诱因为（　）。
A. 感染
B. 缺氧
C. 低血糖
D. 代谢性酸中毒
E. 低钾低氯性碱中毒
F. 大量利尿

（27~34 题共用题干）

患者，男性，58 岁。左下腹隐痛伴脓血便 3 个月，粪便变细，体重减轻 3kg。查体：左下腹轻度压痛，无反跳痛，未扪及包块。

27. 首选的检查为（　）。
A. 直肠指检
B. 乙状结肠镜
C. 结肠镜
D. X 线钡灌肠
E. 全消化道钡剂

28. 以下诊断可能性大的是（　）。
A. 肠易激综合征
B. 细菌性痢疾
C. 结肠癌
D. 急性出血坏死性小肠炎
E. 溃疡性结肠炎

29. 确诊有赖于以下哪些检查（　）。
A. 便潜血试验
B. 红细胞沉降率
C. 结肠镜
D. 便培养
E. 腹部 CT

30. 肠镜见乙状结肠肿物大小 3cm × 2cm，表面凹凸不平。大肠癌的饮食因素包括（　）。
A. 低脂肪饮食
B. 高糖饮食
C. 高蛋白质饮食
D. 低维生素饮食
E. 食物纤维不足

31. 结肠息肉癌变发生率最高的疾病是（　）。
A. 炎性息肉
B. 淋巴性息肉
C. 管状腺瘤
D. 乳头状腺瘤
E. 家族性多发性结肠息肉病

32. 患者的病理符合腺癌改变。首选的治疗方案为（　）。
A. 手术治疗
B. 化学治疗
C. 放射治疗
D. 介入治疗
E. 中医治疗

33. 下列哪些因素致大肠癌预后较差（　）。
A. 癌细胞分化程度差
B. 青年大肠癌
C. 进展癌伴淋巴结转移
D. 病变局限于黏膜及黏膜下层
E. 出现肠出血、穿孔等并发症

34. 普查筛选或早期诊断结肠癌可选择的检查有（　）。
A. 便潜血试验

B. 钡灌肠
C. B 超
D. 结肠镜
E. 剖腹探查

(35~37 题共用题干)

患者，男性，26 岁。节律性中上腹痛 2 年余，饥饿时加重，进餐后缓解，夜间常痛醒，因黑便就诊。查体：血压、脉搏正常，中上腹部轻度压痛，无包块。粪便潜血 (+++)。

35. 本例最可能的诊断是（ ）。
A. 胃溃疡
B. 十二指肠溃疡
C. 胃癌
D. 胃黏膜脱垂
E. 胃炎

36. 以下检查对明确诊断最有帮助的是（ ）。
A. 胃液分析
B. 血清胃泌素测定
C. 纤维胃镜检查加活检
D. X 线胃肠钡剂造影
E. 选择性腹腔动脉造影

37. 估计本病例出血量是（ ）。
A. 50ml
B. 100~200ml
C. 500~1000ml
D. 1000~1500ml
E. 1500ml 以上

(38~40 题共用题干)

患者，女性，56 岁。2 年前发现进食哽噎感，症状时轻时重。近 3 周自觉吞咽困难，伴胸骨后闷痛、呕吐，体重减轻。查体：脉搏 75 次/分，血压 130/80mmHg，体温 36.7℃，消瘦，颈锁骨上淋巴结未触及。

38. 该患者需要检查的项目有（ ）。
A. 心电图
B. 心肌酶谱
C. 内镜
D. X 线钡剂造影
E. 颅脑 CT
F. 超声心动图

39. 患者钡剂检查示食管体部扩张，食管下段狭窄，边缘光滑。对该患者尚需进行的检查有（ ）。
A. 食管测压
B. 内镜检查并取病理
C. 腹部超声
D. 超声内镜
E. 胸部 CT 检查
F. 24 小时食管 pH 监测

40. 食管测压提示患者 LES 松弛不完全，呈高压状态，食管内压升高。对该患者采用的治疗方法有（ ）。
A. 应用钙离子通道阻滞剂
B. 应用硝酸酯类药物
C. 内镜下球囊扩张
D. 腹腔镜下治疗
E. 胸腔镜下治疗
F. 开胸手术

(41~45 题共用题干)

患者，女性，58 岁。因巩膜及皮肤发黄，伴皮肤瘙痒 9 个月来诊。查体：巩膜及皮肤明显黄染，肝肋下 4cm，质硬无压痛，脾肋下 5cm，考虑为原发性胆汁性肝硬化。

41. 下列有助于诊断的检查是（ ）。
A. 总胆红素
B. ALP
C. GGT

D. 抗线粒体抗体
E. 乳酸脱氢酶（LDH）

42. 原发性胆汁性肝硬化的主要病变在（　）。
A. 肝细胞
B. 毛细胆管
C. 门管区胆管和胆小管
D. 肝胆管
E. 胆总管

43. 原发性胆汁性肝硬化与原发性硬化性胆管炎的鉴别主要依靠（　）。
A. CT
B. B 超
C. 经皮肝穿刺胆管造影
D. ERCP
E. 胆囊造影

44. 除下列哪一项外，均可引起继发性胆汁性肝硬化（　）。
A. 先天性总胆管狭窄
B. 硬化性胆管炎
C. 胆管结石
D. 慢性活动性肝炎
E. 胰头癌压迫

45. 原发性胆汁性肝硬化最佳治疗方法为应用（　）。
A. 泼尼松
B. D–青霉胺
C. 硫唑嘌呤
D. 考来烯胺
E. 肝移植

参考答案

一、单选题

1. D	2. B	3. C	4. C	5. C	6. C	7. C	8. C	9. A	10. C
11. A	12. C	13. C	14. D	15. A	16. E	17. E	18. B	19. D	20. C
21. C	22. D	23. A	24. A	25. B	26. A	27. A	28. C	29. D	30. D
31. D	32. A	33. D	34. D	35. B					

二、多选题

1. ABCD	2. ABCE	3. BCE	4. BC	5. ABCD
6. ABCE	7. BD	8. ABC	9. ABCDE	10. ABDE
11. BCE	12. ABCD	13. ABDE	14. ABCD	15. BDE
16. ABC	17. BC	18. BCDE	19. AE	20. DE

三、案例分析题

1. BCDEF	2. ABCEF	3. F	4. ABCEF	5. ABCD
6. ACDE	7. BCD	8. ABC	9. B	10. D
11. ACD	12. C	13. B	14. AE	15. CD
16. D	17. ACDE	18. B	19. CDE	20. E
21. BC	22. C	23. BF	24. E	25. ABCD
26. EF	27. AC	28. BCE	29. AC	30. E
31. E	32. A	33. ABCE	34. AD	35. B
36. C	37. A	38. ABCD	39. ABD	40. ABCDEF
41. D	42. C	43. D	44. D	45. E

高级卫生专业技术资格考试用书
消化内科学模拟试卷（五）

中国协和医科大学出版社

模拟试卷（五）

一、单选题（以下每道考题有5个备选答案，请选择1个最佳答案）

1. 急性菌痢患者排便的特点为（　）。
   A. 暗红色
   B. 果酱样
   C. 洗肉水样
   D. 黏液便
   E. 脓血便

2. 与腹水有关的体征不包括（　）。
   A. 搔弹音
   B. 液波震颤
   C. 叩诊浊音
   D. 腹壁揉面感
   E. 移动性浊音阳性

3. 胆汁淤积性黄疸患者不可能出现的实验室检查结果是（　）。
   A. TB增加
   B. CB降低
   C. ALP升高
   D. ALT升高
   E. PT延长

4. 呕吐大量隔夜食物可见于（　）。
   A. 急性胰腺炎
   B. 尿毒症
   C. 急性肠炎
   D. 幽门梗阻
   E. 急性胃炎

5. 胃癌的组织病理学分型恶性程度最高的是（　）。
   A. 管状腺癌
   B. 黏液腺癌
   C. 髓样癌
   D. 印戒细胞癌
   E. 弥散型癌

6. 下列关于壁细胞抗体的叙述正确的是（　）。
   A. 是自身抗体，属于IgE
   B. 其抗原存在于壁细胞分化小管的微绒毛膜上
   C. B型萎缩性胃炎的阳性率高
   D. A型萎缩性胃炎的阳性率低
   E. 此抗体的检测对慢性胃炎分型的意义不大

7. 食管癌的典型临床表现是（　）。
   A. 声音嘶哑
   B. 锁骨上淋巴结肿大
   C. 进行性吞咽困难
   D. 持续性下咽哽噎感
   E. 进行性消瘦

8. 引起胃食管反流的主要原因是（　）。
   A. 一过性食管下括约肌松弛
   B. 胃排空延迟
   C. 裂孔疝
   D. 腹水
   E. 呕吐

9. 复合性溃疡是指（　）。
   A. 胃大、小弯溃疡
   B. 胃体、胃窦溃疡

C. 胃小弯与幽门管溃疡
D. 胃与十二指肠溃疡
E. 胃底与胃小弯溃疡

10. 原发性肝癌最常见的病理分型是（　）。
A. 弥漫型
B. 巨块型
C. 结节型
D. 颗粒型
E. 小癌型

11. 肝硬化腹水的特点是（　）。
A. 血性腹水
B. 腹水比重 >1.018，李凡他试验阳性
C. 腹水比重 <1.016，蛋白 20g/L
D. 腹水细胞总数 >10^9/L，分类以淋巴细胞为主
E. 腹水细胞总数 >10^8/L，分类以中性粒细胞为主

12. 关于原发性肝癌的介入放射治疗，叙述不正确的是（　）。
A. 包括经肝动脉化疗栓塞（TACE）、单纯栓塞（TAE）和放射性核素栓塞
B. 总胆红素 >51mmol/L 是经肝动脉化疗栓塞、单纯栓塞的相对禁忌证
C. 总胆红素 >51mmol/L 者不可进行肝段栓塞术
D. 不主张单纯经肝动脉化疗
E. Child-Pugh C 级或门脉主干有癌栓者是放射介入治疗的禁忌证

13. 急性胆囊炎致病菌的主要来源是经（　）。
A. 肠道
B. 门静脉
C. 邻近脏器
D. 淋巴管道
E. 动脉系统

14. 肝硬化早期诊断最可靠的方法是（　）。
A. 肝功能
B. 肝脏 CT
C. B 超
D. 食管钡透
E. 腹腔镜直视下活检

15. 小肠良性肿瘤的发生部位依次为（　）。
A. 回肠、空肠、十二指肠
B. 回肠、十二指肠、空肠
C. 空肠、回肠、十二指肠
D. 空肠、十二指肠、回肠
E. 十二指肠、回肠、空肠

16. 影响胰腺炎预后的因素不包括（　）。
A. 年龄
B. 低血压
C. 贫血
D. 低氧血症
E. 低血钙

17. 下列关于 Crohn 病的临床表现叙述不正确的是（　）。
A. 右下腹或脐周疼痛，可以为痉挛性阵痛或持续性钝痛
B. 发热，瘘管形成，肛周病变
C. 右下腹常触及质硬无痛包块
D. 肠外表现较溃疡性结肠炎常见
E. 腹泻，粪便呈糊状，一般无黏液脓血，与病变肠段的炎症、蠕动增加及继发性吸收不良有关

18. 溃疡性结肠炎的紧急手术指征不包括（　）。
A. 肠穿孔
B. 并发大出血

C. 并发结肠癌
D. 中毒性巨结肠内科治疗无效
E. 严重毒血症内科治疗无效

19. 短肠综合征（SBS）患者消化吸收不良的原因不包括（　）。
A. 食物在小肠内停留时间缩短
B. 小肠吸收面积减少
C. 不同肠段具有特异性吸收物质
D. 胃酸分泌增多，降低了胰酶和胆盐活性
E. 食物摄入不足、营养丢失过多

20. 不是肠易激综合征罗马Ⅲ诊断标准的是（　）。
A. 排便后症状改善
B. 最近 3 个月内每月发作至少 3 天
C. 症状发作时伴有粪便性状（外观）的改变
D. 症状发作时伴有排便频率的改变
E. 病程 1 年以上且近半年每个月均存在腹部不适或腹痛

21. 肠结核的病理分型为（　）。
A. 出血型、梗阻型和穿孔型
B. 渗出型、粘连型和干酪型
C. 隆起型、浅表型和凹陷型
D. 溃疡型、增生型和混合型
E. 急性型、慢性型和隐匿型

22. 以下不属于重型溃疡性结肠炎诊断标准的是（　）。
A. 腹泻 >6 次/天
B. 脉搏 >90 次/分
C. 血红蛋白 <100g/L
D. 红细胞沉降率 >30mm/h
E. 血清球蛋白 <30g/L

23. 对肠结核的诊断具重要意义的检查方法是（　）。
A. 粪便及痰液均找到抗酸杆菌
B. 结肠镜检查
C. X 线造影
D. PPD 试验
E. 胸片显示钙化点

24. 患者，男性，68 岁。因进食后上腹胀满伴剑突下疼痛及气短 10 个月，乏力消瘦 1 个月入院。胸片提示左心影后气液平面，首先考虑该患者为（　）。
A. 心绞痛
B. 贲门癌
C. 慢性胃炎
D. 肺包虫病
E. 食管裂孔疝

25. 食管 X 线吞钡检查示食管下端狭窄呈鸟嘴状，狭窄上方食管扩张。最可能的诊断是（　）。
A. 食管贲门失弛缓症
B. 食管静脉曲张
C. 食管癌
D. 食管良性狭窄
E. 食管炎

26. 胃癌患者黑便是由于（　）。
A. 血红蛋白以原形排出
B. 血红蛋白中的铁在肠道内被氧化
C. 血红蛋白中的铁在肠道内与胃蛋白酶作用
D. 血红蛋白中的铁在肠道内与肠液作用
E. 血红蛋白中的铁在肠道内与硫化物结合形成硫化亚铁

27. 当腹膜、大网膜和肠系膜广泛粘连时，

腹膜间皮瘤 CT 扫描可出现的表现有（ ）。
A. 广泛的腹膜不规则增厚
B. 大网膜受累、粘连形成饼状包块
C. 肠系膜密度增高
D. 肠系膜粘连形成星状或皱纸花状包块
E. 以上均正确

28. 患者，女性，43 岁。因饱食后突发持续性疼痛并扩散至全腹就诊。查体：全腹压痛、反跳痛及肌紧张，X 线检查可见膈下新月形气体影。诊断为（ ）。
A. 急性胰腺炎
B. 胃十二指肠溃疡穿孔
C. 急性阑尾炎穿孔
D. 绞窄性肠梗阻
E. 缺血性肠病

29. 重症急性胰腺炎出现肠麻痹不宜应用的药物是（ ）。
A. 奥曲肽
B. 抗生素
C. H_2受体阻滞剂
D. 质子泵抑制剂
E. 胆碱能受体阻滞药

30. 患者，女性，60 岁。进行性吞咽困难 3 个月，食管钡剂检查示食管中段有 4cm 长不规则充盈缺损。最佳治疗方案是（ ）。
A. 手术切除
B. 全量放射治疗
C. 免疫治疗
D. 单纯化学治疗
E. 中医治疗

31. 胆道蛔虫引起的腹痛性质是（ ）。
A. 烧灼样痛
B. 绞痛
C. 钻顶样疼痛
D. 刀割样剧痛
E. 隐痛

32. 胃溃疡患者腹痛发生的机制不包括（ ）。
A. 对胃酸刺激的痛阈降低
B. 局部肌张力增大
C. 胃酸对溃疡面的刺激
D. 溃疡及其周围组织的炎性病变使局部内感受器的敏感性降低
E. 浆膜面受侵犯

33. 胃癌患者可能出现的肿大淋巴结是（ ）。
A. 颈深上群
B. 颈深下群
C. 左侧锁骨上群
D. 右侧锁骨上群
E. 腋窝组群

34. 腹水中性粒细胞计数为多少可以诊断自发性腹膜炎（ ）。
A. $\leqslant 250\times10^6/L$
B. $\geqslant 25\times10^6/L$
C. $\geqslant 240\times10^6/L$
D. $\geqslant 260\times10^6/L$
E. $\geqslant 280\times10^6/L$

35. 下列肝脏的病理改变中，最能反映肝硬化特征的是（ ）。
A. 肝细胞变性
B. 肝脏弥漫纤维化
C. 假小叶和再生结节形成
D. 肝细胞坏死
E. 中央静脉及肝窦周围纤维组织增生

二、多选题（以下每道考题有5个备选答案，每题至少有2个正确答案）

1. 放射性胃肠道损伤的可能发病机制是（　）。
   A. 上皮细胞增生受抑制
   B. 肠黏膜下小动脉受损
   C. 肠壁组织受损
   D. 胶原再合成受抑制
   E. 肠道细菌侵入

2. NSAID引起消化性溃疡的机制是（　）。
   A. 弥散入黏膜上皮细胞内，产生细胞毒而损伤胃黏膜屏障
   B. 抑制了COX–1，使生理性的前列腺素G合成不足
   C. 抑制了COX–2，使生理性的前列腺素E合成不足
   D. 抑制了COX–1，使生理性的前列腺素E合成不足
   E. 抑制了COX–2，使生理性的前列腺素G合成不足

3. 患者，男性，52岁。乙肝肝硬化病史，近2周出现腹胀、尿少，并伴发热，腹痛。查体：腹膨隆，脐周轻压痛，无反跳痛及肌紧张。给患者进行腹腔穿刺抽取腹水，应检查的项目有（　）。
   A. 腹水细胞计数
   B. 腹水蛋白检测
   C. 腹水培养
   D. 腹水淀粉酶
   E. 腹水腺苷脱氨酶

4. 以下不会引起肝硬化的疾病是（　）。
   A. 甲型病毒性肝炎
   B. 乙型病毒性肝炎
   C. 丙型病毒性肝炎
   D. 丁型病毒性肝炎
   E. 戊型病毒性肝炎

5. 功能性消化不良的诊断标难有（　）。
   A. 消化不良的症状一年中持续4周或3个月以上
   B. 内镜检查无食管、胃和十二指肠溃疡、糜烂和肿瘤性病变，也无这类疾病病史
   C. B超、X线、CT、MRI和有关实验室检查排除了肝、胆、胰腺疾病
   D. 无精神病、结缔组织病、内分泌和代谢疾病及肾脏病存在
   E. 无腹部手术史

6. 青壮年腹痛多见于（　）。
   A. 急性阑尾炎
   B. 先天畸形
   C. 消化性溃疡
   D. 胰腺炎
   E. 蛔虫病

7. 目前治疗功能性腹痛综合征有效的药物有（　）。
   A. 阿司匹林、NSAID
   B. 苯二氮䓬类
   C. 三环类抗抑郁药物
   D. 麻醉剂
   E. 选择性5–羟色胺再摄取抑制剂

8. 急性胰腺炎的实验室检查升高的项目有（　）。
   A. 白细胞计数
   B. 血清脂肪酶
   C. 血钙
   D. 血淀粉酶
   E. C–反应蛋白

9. 幽门螺杆菌感染检测的准确方法有（　）。
A. ^{13}C 呼气试验
B. 内镜活检后快速尿素酶试验
C. 便幽门螺杆菌抗原检测
D. 血清幽门螺杆菌抗体检查
E. 内镜活检后组织学染色

10. 下列关于炎症性肠病患者的临床营养支持，叙述正确的是（　）。
A. 轻、中度营养不良的炎症性肠病患者首选肠外营养
B. 病变累及回肠或已行回肠切除时应限制脂肪摄入量
C. 早期可以先给患者进行肠外营养以促进症状的缓解和病情的好转
D. 肠外营养还常用于对肠内营养和药物治疗无反应的患者
E. 有时可以选择某些特殊营养物质，如ω-3 脂肪酸、谷氨酰胺、生长抑素等

11. 检验幽门螺杆菌的常用方法有（　）。
A. 血培养
B. 快速尿素酶试验
C. 胃黏膜组织切片染色
D. 呼气试验
E. 血清抗幽门螺杆菌抗体检测

12. 降低门脉压力的药物有（　）。
A. 垂体后叶素
B. 奥美拉唑
C. 抑肽酶
D. 生长抑素
E. 法莫替丁

13. 对慢性胃炎叙述正确的是（　）。
A. 中度异型性增生是可逆性病变
B. 异型增生部位多检测不出幽门螺杆菌
C. 多灶萎缩性胃炎萎缩和肠化生多起始于胃窦，继而波及胃体
D. 自身免疫性胃炎萎缩与肠化生多呈弥漫性分布
E. 幽门螺杆菌引起的胃炎多局限于胃窦

14. 下列各项中可引起急性胰腺炎的有（　）。
A. 胰管蛔虫
B. 腹腔手术
C. 维生素 D 不足
D. 胆石症
E. 急性流行性腮腺炎

15. 重症急性胰腺炎急性反应期早期液体复苏的目标为（　）。
A. 平均动脉压 < 65mmHg
B. 平均动脉压 > 65mmHg
C. 尿量 > 10ml/h
D. 尿量 > 0.5ml/h
E. 中心静脉压 8 ~ 12mmHg

16. 病毒性肝炎常见的肝细胞变化有（　）。
A. 胞质疏松化
B. 气球样变
C. 嗜酸性坏死
D. 溶解坏死
E. 肝细胞出现透明小体

17. 治疗促胃液素瘤的关键在于（　）。
A. 使用质子泵抑制剂
B. 全胃切除术
C. 使用生长抑素类似物
D. 手术切除肿瘤
E. 使用黏膜保护剂

18. 引起细菌性肝脓肿最常见的致病菌有（　）。
A. 链球菌
B. 大肠埃希菌

C. 葡萄球菌
D. 铜绿假单胞菌
E. 变形杆菌

19. 关于功能性消化不良患者应用促胃肠动力药叙述正确的是（ ）。
A. 可有稀便、腹痛、腹泻等不良反应
B. 出现不良反应时应立即停药
C. 常用药为西沙必利和多潘立酮
D. 均在餐前15~30分钟服用
E. 疗程2~8周

20. 治疗慢性胃炎的主要方法是（ ）。
A. 内服抗菌药物以杀灭幽门螺杆菌
B. 用胶体铋保护胃黏膜
C. 内服考来烯胺以吸附胆汁
D. 内服多潘立酮以防止胆汁反流
E. 有肠腺化生的萎缩性胃炎应立即手术

三、案例分析题（每个案例至少有3个提问，每个提问有多个备选答案，其中正确答案有1个或几个）

（1~9题共用题干）

患者，男性，49岁。因乏力、食欲缺乏、腹胀2个月，低热1周入院，既往有饮酒史20年，每天白酒200g。查体：巩膜中度黄染，腹膨隆，腹水征（+），双下肢中度凹陷性水肿。

1. 入院后应优先进行的检查有（ ）。
A. 肝功能检查
B. 血常规
C. 胃镜
D. 腹腔穿刺
E. AFP
F. 腹部B超

2. 肝功能：ALT 235U/L，AST 319U/L，TBil 68μmol/L，ALB 24g/L；血常规：WBC 13.0×10^9/L，Hb 129g/L，PLT 60×10^9/L。主要考虑的疾病有（ ）。
A. 乙肝肝硬化（失代偿期）
B. 酒精性肝硬化（失代偿期）
C. 自发性腹膜炎
D. 结核性腹膜炎
E. 败血症
F. DIC

3. 腹水血性，比重1.018，李瓦他试验（+），白细胞总数4×10^9/L，中性粒细胞0.9，蛋白质42g/L。该患者可能合并的疾病有（ ）。
A. 结核性腹膜炎
B. 自发性腹膜炎
C. 门静脉血栓形成
D. 原发性肝癌
E. 肝肾综合征
F. 败血症

4. 腹水细菌培养为大肠埃希菌。药敏试验：卡那霉素（+++），红霉素（+++），环丙沙星（++），哌拉西林钠（+++），羧苄西林（++），近日尿量减少，每天约350ml。应采用的抗感染药物有（ ）。
A. 哌拉西林钠
B. 卡那霉素
C. 羧苄西林钠
D. 环丙沙星
E. 红霉素
F. 土霉素

5. 患者入院后第5天突然出现呕血400ml，排暗红色血水样便350ml，BP 70/40mmHg，

Hb 69g/L。该患者可能诊断为（　）。

A. 消化性溃疡

B. 急性胃黏膜病变

C. 食管–胃底静脉曲张破裂出血

D. 贲门撕裂综合征

E. 胆道出血

F. 休克

6. 应对患者进行的处理有（　）。

A. 应用生长抑素

B. 禁食

C. 三腔二囊管压迫止血

D. 输血

E. 输液

F. 奥美拉唑静推

7. 若患者出现烦躁不安，睡眠节律改变，以下检查对诊断有意义的有（　）。

A. 血氨

B. 脑电图

C. 视觉诱发电位

D. 空腹血糖

E. 尿常规

F. 肝功能全套

8. 下列不属于肝性脑病诱发原因的是（　）。

A. 便秘

B. 感染

C. 利尿剂的使用

D. 麻醉剂的使用

E. 低盐饮食

F. 腹水排放

9. 关于肝性脑病的治疗正确的有（　）。

A. 躁动不安时禁用吗啡类药物

B. 禁止进蛋白质饮食

C. 肥皂水灌肠

D. 口服新霉素

E. 血氨升高宜用谷氨酸钠

F. 应用左旋多巴

（10～16 题共用题干）

患者，女性，58 岁。皮肤黄染伴瘙痒 5 个月，加重 1 个月，无腹痛。无饮酒史。查体：巩膜及皮肤明显黄染，肝肋下 3cm，质硬，脾肋下 6cm，TBil 85.5μmol/L，DBil 46.8μmol/L，清蛋白 30g/L，球蛋白 42g/L，ALT 56U/L，ALP 820U/L，GGT 94.5U/L。

10. 首先应考虑的诊断是（　）。

A. 原发性肝癌

B. 胆总管癌

C. 胰头癌

D. 原发性胆汁性肝硬化

E. 病毒性肝炎

F. 梗阻性黄疸

11. B 超示肝脾肿大，胆总管直径 6mm，肝内胆管无扩张，查肝炎病毒标志物阴性，IgG 19.6g/L，IgA 16.9g/L，IgM 8.6g/L。下列检查有助于诊断的是（　）。

A. 肝组织活检

B. 肝核素扫描

C. ERCP

D. 选择性腹腔动脉造影

E. 静脉胆道造影

F. 抗线粒体抗体检查

12. 以下结果可能出现异常的有（　）。

A. 便潜血

B. 自身抗体

C. 凝血功能

D. 空腹血糖

E. 餐后血糖

F. 血肌酐

13. 原发性胆汁性肝硬化的主要病变在（　）。
A. 肝细胞
B. 肝胆管
C. 毛细胆管
D. 胆总管
E. 门管区胆管
F. 胆小管

14. 原发性胆汁性肝硬化与原发性硬化性胆管炎的鉴别诊断主要依靠（　）。
A. CT
B. B 超
C. ERCP
D. 胆囊造影
E. 经皮肝穿刺胆管造影
F. 肝穿刺活检

15. 以下可引起继发性胆汁性肝硬化的疾病有（　）。
A. 先天性胆总管狭窄
B. 慢性乙型肝炎
C. 胰头癌
D. 硬化性胆管炎
E. 胆管结石
F. 急性乙型肝炎

16. 患者抗线粒体抗体阳性，肝活检示汇管区间纤维间隔连接成假小叶，可见再生结节。确诊后对患者有效的治疗方法为应用（　）。
A. 泼尼松
B. 硫唑嘌呤
C. D–青霉胺
D. S–腺苷蛋氨酸
E. 肝移植
F. 熊去氧胆酸

（17~20 题共用题干）

患者，男性，40 岁。HBsAg（+）30 年，发热并右上腹痛 2 个月。查体：体温 39℃，肝肋下 5cm，中等硬度，表面不平，压痛（+），甲胎蛋白（+）。

17. 对明确诊断无价值的检查是（　）。
A. 腹部 B 超
B. 腹部 CT
C. 腹部 MRI
D. X 线肝血管造影
E. 血白细胞计数及分类

18. AFP 400μg/L，CT、B 超均（–），以下哪些项目支持原发性肝癌（　）。
A. ALT 同步升降持续 1 个月
B. ALT 同步升降持续 2 个月
C. ALT 正常，AFP > 200μg/L，持续 1 个月
D. ALT 正常，AFP > 200μg/L，持续 8 周
E. ALT 正常，AFP > 200μg/L，持续 8 个月

19. 治疗效果最佳的方法是（　）。
A. 手术治疗
B. 放射治疗
C. 化学治疗
D. 生物和免疫治疗
E. 中医治疗

20. 数月后，患者行 B 超检查，发现肝右叶多个肿物，1 小时前突然出现剧烈腹痛，心悸，大汗，继而昏迷。可能发生的情况为（　）。
A. 自发性腹膜炎
B. 肝癌破裂
C. 失血性休克
D. 门脉血栓形成

E. 消化性溃疡

(21~29 题共用题干)

患者，男性，58 岁。饮酒 30 余年。5 小时前大量饮酒后突然出现上腹痛，弯腰抱膝体位疼痛缓解，伴呕吐及发热，1 小时前出现幻觉及烦躁不安。查体：意识模糊，计算力、定向力障碍，体检不配合。

21. 该患者可能的诊断是（　）。
A. 肺性脑病
B. 酒精中毒
C. 肝性脑病
D. 胰性脑病
E. 低血糖昏迷
F. 慢性胆囊炎

22. 需进一步给予的检查为（　）。
A. 血糖
B. 血清离子
C. 血淀粉酶
D. 肝功能
E. 肾功能
F. 血氨

23. 化验结果：血糖 13mmol/L，血钠 140mmol/L，血钾 4.6mmol/L，ALT 126U/L，Cr 85μmol/L，血淀粉酶（AMY）130U/L。进一步需要观察的变化指标为（　）。
A. 血糖
B. 血清离子（钠、钾）
C. 血淀粉酶
D. 肝功能
E. 肾功能
F. 尿淀粉酶

24. 不是该患者发病原因的是（　）。
A. 十二指肠乳头水肿
B. 蛔虫堵塞
C. 手术创伤
D. 胰液排出受阻
E. 生长抑素大量排出
F. 胰管扩张

25. 与患者血压下降有关的物质是（　）。
A. 肠激酶
B. 胰蛋白酶
C. 激肽释放酶
D. 糜蛋白酶
E. 弹性蛋白酶
F. 淀粉酶

26. 关于淀粉酶与急性胰腺炎的关系，叙述正确的是（　）。
A. 淀粉酶升高不一定是胰腺炎
B. 淀粉酶正常可除外胰腺炎
C. 淀粉酶的高低与胰腺炎的病情程度呈正相关
D. 尿淀粉酶敏感性最强
E. 血脂肪酶特异性最高
F. 血脂肪酶持续时间最长

27. 超声显示胆总管直径约 1.8cm，末段可见强回声影像，首选的治疗措施为（　）。
A. 生长抑素 + 胰酶抑制剂
B. 内镜下 Oddi 括约肌切开术（EST）
C. 抑酸 + 抗炎治疗
D. 血浆置换
E. 外科手术
F. 激素治疗

28. 以下不是急性重症胰腺炎表现的是（　）。
A. 烦躁不安，四肢厥冷
B. 血钙 <2mmol/L

C. 血糖 >11.2mmol/L（无糖尿病病史）
D. 血尿淀粉酶明显升高
E. 腹水淀粉酶明显升高
F. CT 评分为 C 级

29. 影响急性胰腺炎预后的因素不包括（　）。
A. 低血压
B. 低清蛋白
C. 低氧血症
D. 低血钙
E. 低血淀粉酶
F. CT 评分为 E 级

（30~32 题共用题干）

患者，男性，32 岁。以反复腹痛、腹泻 8 个月就诊。腹痛以右下腹为主，腹泻 2~3 次/天，糊状，无黏液及脓血。查体：右下腹轻度压痛，无反跳痛。肛周有瘘管。便常规（-），胃肠钡餐造影见回盲部有线样征。

30. 该患者最可能的诊断是（　）。
A. 慢性阑尾炎
B. 克罗恩病
C. 溃疡性结肠炎
D. 结肠癌
E. 肠结核

31. 本病的病因可能是（　）。
A. 结核分枝杆菌感染
B. 病毒感染
C. 寄生虫感染
D. 免疫反应
E. 螺旋菌感染

32. 本病典型的组织病理改变是（　）。
A. 肠黏膜浅层炎症
B. 全壁性炎症
C. 全壁性炎症 + 非干酪样肉芽肿
D. 全壁性炎症 + 干酪样肉芽肿
E. 肉芽肿

（33~37 题共用题干）

患者，女性，40 岁。以低热、腹胀、少尿、下肢水肿 2 个月就诊。以往有乙型肝炎史。查体：巩膜无黄染，腹部膨隆，肝脾未满意扪及，有转移性浊音，下肢有轻度水肿。辅助检查：TBil 21μmol/L，DBil 7.2μmol/L，ALT 50U/L，清蛋白 2.6g/L，球蛋白 3.5g/L，AFP 100ng/ml。

33. 下列最有助于诊断的检查是（　）。
A. MAO
B. 乙肝标志物
C. B 超
D. 重复 AFP
E. 诊断性腹腔穿刺

34. 腹水检查呈淡红色，比重 1.018，白细胞 0.3×10^9/L，红细胞 3×10^9/L，多核细胞 0.22（22%），单核细胞 0.78（78%），诊断应考虑为（　）。
A. 肝硬化腹水
B. 肝硬化合并结核性腹膜炎
C. 腹膜间皮细胞瘤
D. 原发性肝癌
E. 门静脉血栓形成

35. 为了明确诊断，应做的检查是（　）。
A. 腹水 LDH
B. 腹水 CEA
C. 腹腔镜检查
D. 腹水 ADA
E. GI

36. 若经腹腔镜检查无异常发现，应考虑的诊断还有（　）。
A. 盆腔肿瘤

B. 肝静脉阻塞征
C. 缩窄性心包炎
D. 胰腺肿瘤
E. 小肠肿瘤

37. 若腹腔镜检查腹膜上见灰白色结节，腹水 ADA >45U，宜考虑的治疗是（　）。
A. 手术治疗
B. 腹腔内注射抗癌药
C. 保肝治疗
D. 抗结核治疗
E. 免疫治疗

（38~40 题共用题干）

患者，女性，40 岁。每天排便 4~5 次持续 5 年余，排便多于饭后、精神紧张时发生，便前腹痛，便后缓解。粪便为黄稀便或水便，无夜间腹泻、血便或消瘦。

38. 根据上述症状，首先考虑的诊断为（　）。
A. 慢性肠炎
B. 肠易激综合征
C. 克罗恩病
D. 肠道菌群失调
E. 溃疡性结肠炎

39. 对诊断意义最大的检查是（　）。
A. 便常规及潜血试验
B. 钡灌肠
C. 结肠镜
D. 直肠镜
E. 便培养

40. 对该患者的治疗可应用（　）。
A. 小檗碱
B. 柳氮磺胺吡啶
C. 地芬诺酯
D. 诺氟沙星
E. 甲硝唑

（41~45 题共用题干）

患者，男性，45 岁。因肝硬化失代偿期行肝移植术，术后第 7 天出现发热，右上腹胀痛，分泌胆汁颜色变淡。查体：体温 38.8℃，脉搏 95 次/分，呼吸 20 次/分，血压 105/60mmHg。巩膜黄染，右上腹压痛，无反跳痛及肌紧张，肝肋下 2cm，有触痛，肝区叩痛。

41. 为初步诊断应紧急检查的项目包括（　）。
A. 血常规
B. 腹部 CT
C. 碱性磷酸酶
D. 血清丙氨酸氨基转移酶
E. 腹部 B 型超声
F. 血清胆红素

42. 辅助检查：白细胞 15×10^9/L，嗜酸性粒细胞 0.12，血清总胆红素 88μmol/L，丙氨酸氨基转移酶 410U/L。该患者可能的诊断为（　）。
A. 超急性排斥反应
B. 门静脉血栓形成
C. 急性排斥反应
D. 胆道吻合口漏
E. 肝动脉血栓形成
F. 慢性排斥反应

43. 首选考虑的处理措施为（　）。
A. 激素冲击治疗，增加环孢素 A 或 FK506 用量
B. 切除移植肝，再次肝移植
C. 剖腹探查，摘除门静脉血栓
D. 剖腹探查，修补胆肠吻合口瘘
E. 行血管造影检查
F. 抗病毒治疗

44. 经处理，患者的丙氨酸氨基转移酶及总

胆红素均有下降。为明确诊断，应进行的金标准检查为（　）。

A. 腹部 B 型超声

B. 肝穿刺活检

C. 肝功能检查

D. 逆行性胰胆管造影

E. 经皮肝穿刺胆管造影

F. T 管造影

45. 若患者 T 管造影显示为吻合口狭窄。首选的治疗为（　）。

A. 胆肠吻合术

B. 再次肝移植

C. 内镜介入治疗

D. 药物保肝治疗

E. 胆管冲洗

F. 血浆置换

参考答案

一、单选题

1. E	2. D	3. B	4. D	5. E	6. B	7. C	8. A	9. D	10. B
11. C	12. C	13. A	14. E	15. A	16. C	17. C	18. C	19. E	20. E
21. D	22. E	23. B	24. E	25. A	26. E	27. E	28. B	29. E	30. A
31. C	32. D	33. C	34. E	35. C					

二、多选题

1. ABCDE	2. AD	3. ABC	4. AE	5. ABCDE
6. ACD	7. CE	8. ABDE	9. ABCE	10. BCD
11. BCDE	12. AD	13. AB	14. ABDE	15. BDE
16. ABCD	17. ACD	18. ABC	19. ACDE	20. ABCD

三、案例分析题

1. ABCDEF	2. AB	3. BD	4. AD	5. CF
6. ABCDEF	7. ABCF	8. E	9. ABDEF	10. DF
11. AF	12. BC	13. EF	14. CF	15. ACDE
16. EF	17. E	18. D	19. A	20. BC
21. BCD	22. ABCDEF	23. C	24. BCE	25. C
26. AEF	27. B	28. DF	29. ABCE	30. B
31. D	32. C	33. E	34. B	35. D
36. A	37. D	38. B	39. C	40. C
41. ACDEF	42. C	43. A	44. B	45. C

高级卫生专业技术资格考试用书
消化内科学模拟试卷（六）

中国协和医科大学出版社

模拟试卷（六）

一、单选题（以下每道考题有5个备选答案，请选择1个最佳答案）

1. 胆石症患者不可能有的症状或体征为（　）。
   A. 发热
   B. 黄疸
   C. 呕吐
   D. 贫血
   E. Murphy征

2. 对诊断急性胆囊炎有意义的体征是（　）。
   A. 麦氏点有无压痛
   B. Murphy征是否阳性
   C. 季肋点有无压痛
   D. 肠鸣音是否改变
   E. 有无反跳痛

3. 胃溃疡的并发症不包括（　）。
   A. 出血
   B. 穿孔
   C. 幽门梗阻
   D. 恶性贫血
   E. 癌变

4. 呕吐伴上腹部节律性、周期性痛可见于（　）。
   A. 慢性胆囊炎
   B. 消化性溃疡
   C. 肝硬化
   D. 急性胃炎
   E. 胆石症

5. 下列叙述不符合食管癌临床特征的是（　）。
   A. 进行性吞咽困难
   B. 持续性下咽哽噎感
   C. 与年龄有关
   D. 与性别有关
   E. 下段多于中段

6. 下列关于食管下括约肌（LES）的叙述错误的是（　）。
   A. LES是指食管末端3~4cm长的环形肌束
   B. 腹压增加时LES压下降
   C. 妊娠可使LES压下降
   D. 休息时LES压为10~30mmHg
   E. 多食巧克力可预防胃食管反流

7. 复合性溃疡的主要发病机制是（　）。
   A. 胃酸分泌增多，同时引起胃溃疡、球部溃疡
   B. 先后出现十二指肠溃疡、幽门括约肌功能障碍、胃潴留、胃溃疡
   C. 胃溃疡合并胃炎、球部溃疡
   D. 胃酸分泌增多，同时引起胃溃疡、球部溃疡、胃炎
   E. 先后有胃溃疡、胃潴留、胃泌素分泌增多、胃酸分泌增多、十二指肠溃疡

8. 原发性肝癌经淋巴转移最常见的转移部位是（　）。
   A. 肝门淋巴结
   B. 左锁骨上淋巴结
   C. 右锁骨上淋巴结
   D. 主动脉旁淋巴结
   E. 胰腺旁淋巴结

9. 关于胰腺癌的病理表现，叙述正确的是（　）。
A. 胰腺癌可发生于胰腺的任何部位，胰头癌约占70%
B. 胰腺癌大多起源于胰腺腺泡细胞，约占90%
C. 胰腺癌少数起源于腺管上皮细胞，约占10%
D. 胰腺腺泡细胞癌又称为髓样癌，易出血
E. 胰腺腺泡包膜完整，血运丰富，易发生早期转移

10. 结肠镜下活动期溃疡性结肠炎的表现为（　）。
A. 假息肉
B. 结肠袋变钝或消失
C. 黏膜表面糜烂、溃疡、隐窝炎、隐窝脓肿
D. 隐窝结构紊乱
E. 桥状黏膜

11. 以下属于Crohn病肠外表现的是（　）。
A. 消瘦
B. 肛周脓肿
C. 结节性红斑
D. 低蛋白血症
E. 发热

12. 溃疡性结肠炎并发症——中毒性巨结肠的常见诱因不包括（　）。
A. 低血钾
B. 使用阿片类药物
C. 低血钙
D. 全结肠镜检查
E. 钡灌肠

13. 患者，男性，45岁。胃镜检查为慢性非萎缩性胃炎，关于慢性非萎缩性胃炎的胃镜所见叙述错误的是（　）。
A. 黏膜水肿
B. 黏膜表面有渗出
C. 黏膜呈红白相间，以白为主
D. 黏膜有出血点
E. 黏膜可见小的糜烂

14. 便血伴腹部肿块的疾病不包括（　）。
A. 结肠癌
B. 肠结核
C. 细菌性痢疾
D. 肠套叠
E. Crohn病

15. 食管炎与早期食管癌鉴别的主要方法是依据（　）。
A. 临床症状
B. 食管钡剂检查
C. 脱落细胞检查
D. 免疫诊断方法
E. 试验治疗

16. 胃食管反流维持治疗效果最好的药物是（　）。
A. 莫沙必利
B. 多潘立酮
C. 氢氧化铝
D. 西咪替丁
E. 奥美拉唑

17. 重症胰腺炎的体征不包括（　）。
A. 上腹或全腹压痛明显
B. 肠鸣音亢进
C. Grey-Turner征
D. Cullen征
E. 腹肌紧张、反跳痛明显

18. 治疗食管胃底静脉曲张破裂出血的重要手段是（　）。
A. 三腔二囊管压迫
B. 手术
C. 胃镜
D. 血管加压素
E. 生长抑素

19. 十二指肠球前壁溃疡常发生的并发症是（　）。
A. 胆囊炎
B. 幽门梗阻
C. 穿孔
D. 胰腺炎
E. 出血

20. 初步诊断为活动期十二指肠溃疡，幽门螺杆菌阳性。下列治疗中正确的是（　）。
A. 联合应用两种黏膜保护剂
B. 促动力剂 + H_2受体阻滞剂
C. 质子泵抑制剂 + 两种抗生素
D. 抗酸剂
E. 质子泵抑制剂 + 黏膜保护剂

21. 关于急性胰腺炎的并发症叙述错误的是（　）。
A. 局部并发症包括胰腺脓肿和胰腺假性囊肿
B. 轻症急性胰腺炎的并发症很少
C. 重症急性胰腺炎可并发消化道出血
D. 并发感染的早期以革兰阴性杆菌为主
E. 治疗不当则转变成慢性胰腺炎

22. 重症急性胰腺炎的发病机制是（　）。
A. 磷脂酶 A_2引起胰腺出血
B. 激肽释放酶使血管通透性增强
C. 弹性蛋白酶引起脂肪坏死
D. 脂肪酶引起水肿
E. 核糖核酸酶是以酶原的形式存在的

23. 下列支持慢性胰腺炎诊断的是（　）。
A. 反复发作上腹痛
B. 血糖升高
C. 粪便苏丹Ⅲ染色镜下有脂肪滴
D. B 超检查胰腺增大
E. CT 检查胰腺增大、有钙化影

24. 胆汁淤积性黄疸患者尿检查最可能出现的结果是（　）。
A. 尿胆红素阴性，尿胆原阴性
B. 尿胆红素阴性，尿胆原阳性
C. 尿胆红素阳性，尿胆原阴性
D. 尿胆红素阳性，尿胆原强阳性
E. 尿胆红素强阳性，尿胆原轻度升高

25. 以下不是中毒性巨结肠表现的是（　）。
A. 肠鸣音消失
B. 腹部 X 线检查可见结肠扩大
C. 外周血白细胞明显增多
D. 见于轻型患者
E. 由抗胆碱能药物诱发

26. 确诊消化性溃疡首选的检查方法是（　）。
A. 幽门螺杆菌检测
B. X 线钡剂检查
C. 胃液分析
D. 胃镜检查及胃黏膜活组织检查
E. 血清胃泌素测定

27. 不是缺血性肠病肠道缺血原因的是（　）。
A. 低血流状态
B. 静脉阻塞
C. 小血管病变
D. 肠腔内压力降低
E. 动脉梗死

28. 患者，男性，70 岁。进行性吞咽困难 3 个月，食管钡剂检查示食管中段有 6cm 长不规则充盈缺损，病理检查为鳞状细胞癌，ECG 示 ST 段下移，T 波倒置，肺功能严重障碍。最佳治疗方案是（　）。
A. 手术切除
B. 放射治疗
C. 免疫治疗
D. 化学治疗
E. 中医治疗

29. 应用糖皮质激素治疗克罗恩病时建议（　）。
A. 初始采用小剂量
B. 短疗程
C. 快速减量
D. 剂量因人而异，减量时加用 5-氨基水杨酸
E. 若激素治疗停药复发，改用 5-氨基水杨酸

30. 肝硬化患者肝性脑病治疗措施不正确的是（　）。
A. 保肝
B. 弱酸性液灌肠
C. 纠正水、电解质失衡
D. 静脉滴注免疫球蛋白
E. 应用谷氨酸钾或谷氨酸钠

31. 克罗恩病最常见的并发症是（　）。
A. 中毒性巨结肠
B. 腹腔内脓肿
C. 肠梗阻
D. 自发性腹膜炎
E. 肠瘘

32. 患者，男性，63 岁。近 2 年来常于餐后平躺时出现胸骨后烧灼样疼痛，口服多潘立酮有效，最可能的诊断是（　）。
A. 胃溃疡
B. 胸膜炎
C. 反流性食管炎
D. 十二指肠溃疡
E. 心绞痛

33. 下列症状中最符合十二指肠溃疡合并上消化道出血的是（　）。
A. 呕吐物为咖啡样
B. 头晕
C. 心悸
D. 黄疸
E. 寒战

34. 肠系膜肿瘤中最多见的实性肿瘤是（　）。
A. 恶性淋巴瘤
B. 纤维肉瘤
C. 平滑肌肉瘤
D. 神经纤维肉瘤
E. 脂肪肉瘤

35. 关于慢性胰腺炎腹痛特点的叙述正确的是（　）。
A. 上腹痛，排便后减轻
B. 上腹痛，进食后减轻
C. 精神紧张时加重
D. 清晨起床时疼痛加重
E. 坐位或屈膝位疼痛减轻

二、多选题（以下每道考题有 5 个备选答案，每题至少有 2 个正确答案）

1. 急性重型肝炎的病理特点是（　）。
A. 肝细胞点状坏死
B. 肝体积明显缩小
C. 肝质地柔软，呈黄色或红褐色

D. 肝细胞再生不明显
E. 肝小叶结构完整

2. 有助于消化道肿瘤诊断的肿瘤标志物检查是（ ）。
A. 甲胎蛋白（AFP）
B. 糖链抗原 242（CA242）
C. 癌糖抗原 19-9（CA19-9）
D. 结肠癌胚抗原（CEA）
E. 癌抗原 50（CA50）

3. 符合大肠癌的叙述是（ ）。
A. 我国大肠癌发病率不断升高
B. 盲肠、升结肠癌最多见
C. 右半结肠癌易引起肠梗阻
D. CEA 测定有助于判定癌的复发与转移
E. 黏膜内癌可以治愈

4. 肝硬化的组织学变化正确的有（ ）。
A. 假小叶取代肝小叶
B. 假小叶内肝细胞可见不同程度变性、坏死、再生
C. 汇管区因结缔组织增生而增宽
D. 汇管区肝肿大可见炎性细胞浸润及假胆管
E. 肝窦增多

5. 胰腺癌的转移灶症状有（ ）。
A. 呕吐
B. 上消化道出血
C. 腹痛
D. 梗阻性黄疸
E. 腹泻

6. 确立 Hp 感染是慢性浅表性胃炎主要病因的证据是（ ）。
A. 绝大多数慢性浅表性胃炎患者胃黏膜中可检出 Hp
B. Hp 在胃内的分布与胃内炎症分布一致
C. 根除 Hp 能使胃黏膜炎症消退
D. 根除 Hp 能使慢性浅表性胃炎患者症状减轻
E. 从志愿者和动物模型中可复制 Hp 感染的慢性胃炎

7. 以下表现符合胃泌素瘤的有（ ）。
A. 十二指肠或胃窦小弯侧多见
B. 胃黏膜皱襞纤细
C. 穿孔、出血等并发症发生率高
D. 胃黏膜过度增生，皱襞肥大
E. 按难治性溃疡行手术治疗后易复发

8. 诊断胰血管活性肠肽瘤（VIPoma）为恶性的依据是（ ）。
A. 肿瘤直径 >3cm
B. 出现局部和血管的侵袭
C. 肝多发性占位
D. 循环中血管活性肠肽（VIP）200pg/ml
E. 血糖升高

9. 临床上可将功能性消化不良分 3 型，分别为（ ）。
A. 溃疡型
B. 动力障碍型
C. 非特异型
D. 腹痛型
E. 腹泻型

10. 慢性胰腺炎腹痛的特点有（ ）。
A. 初为间歇性，后转为持续性
B. 呈反复发作
C. 多位于上腹，但也可偏左或偏右，常向背部放射
D. 坐位加重，卧位减轻

E. 饮酒、饱餐或脂肪餐诱发腹痛再次加重

11. 消化性溃疡症状严重时的饮食原则是（　）。
A. 多食含碱饮食
B. 多食辛辣过咸食物
C. 适量饮牛奶
D. 少量多餐
E. 正常饮食

12. 有关原发性肝癌叙述正确的是（　）。
A. 可引起腹腔大出血
B. 以肝细胞型最多见
C. 早期即可出现黄疸
D. 常合并肝硬化
E. 肝内血行转移发生最早

13. 患者，男性，68 岁。患慢性胃炎 20 年，近 6 个月出现黑便，无明显反酸，进行性消瘦。在胃镜检查前可早期应用的药物包括（　）。
A. PPI 制剂
B. 胃黏膜保护剂
C. 中和胃酸的药物
D. 止血药物
E. 维持水、电解质平衡的药物

14. 肠结核的手术指征是（　）。
A. 肠道大量出血
B. 出现肠梗阻
C. 急性肠穿孔
D. 诊断困难需剖腹探察
E. 慢性肠穿孔瘘管形成

15. 腺瘤性息肉的病理学分类有（　）。
A. 管状腺瘤
B. 管状绒毛状腺瘤
C. 绒毛状腺瘤
D. 息肉性腺瘤
E. 不典型增生性腺瘤

16. 关于急性普通型肝炎的叙述正确的为（　）。
A. 可引起血清 ALT 升高
B. 可引起黄疸
C. 可引起肝细胞灶状坏死
D. 可引起肝细胞大片坏死
E. 可引起肝细胞气球样变

17. 结核性腹膜炎的诊断依据是（　）。
A. 青壮年有结核史、伴其他器官结核病证据
B. 青壮年发热原因不明达 2 周以上，伴腹痛
C. X 线表现有肠粘连征象
D. 腹部有柔韧感，腹水为渗出液，细菌培养阴性
E. 腹泻、便秘交替出现

18. 患者，男性，54 岁。近年来反复出现腹泻，便糊状，时有便秘与腹泻交替。查体：轻度贫血，右下腹扪及肿块。X 线钡餐提示回盲部充盈缺损。可能的诊断为（　）。
A. 肠结核
B. 血吸虫性肉芽肿
C. 克罗恩病
D. 结肠癌
E. 肠伤寒

19. 治疗肝硬化腹水必须遵循的原则有（　）。
A. 限制钠、水的摄入
B. 留钾利尿剂和排钠利尿剂并用
C. 服用呋塞米利尿时应补充氯化钾
D. 腹水消退后，不需要继续限制钠的

摄入

E. 快速利尿消退腹水可促使病情缓解

20. 提示消化道继续出血的迹象是（　）。

A. 足量扩容而周围循环衰竭不见改善

B. 快速补液、输血而中心静脉压不稳定

C. 红细胞压积继续下降，而网织红细胞计数持续升高

D. 尿量足够，而尿素氮持续增高不下

E. 白细胞总数保持不变

三、案例分析题（每个案例至少有 3 个提问，每个提问有多个备选答案，其中正确答案有 1 个或几个）

（1~6 题共用题干）

患者，女性，44 岁。进行性上腹痛 6 个月，加重伴消瘦 1 个月，发病前有酗酒史。查体：血压 90/60mmHg，腹平坦，上腹部压痛。

1. 为明确诊断应进行的检查是（　）。

A. X 线钡剂检查

B. ERCP

C. 胃镜

D. 腹部 B 超

E. 肝穿刺活检

F. 超声内镜检查

2. 胃镜提示慢性胃炎。腹部 B 超肝胆脾肾未见异常，胰腺稍大。以下检查有助于诊断的有（　）。

A. 上腹部 CT

B. 胰腺 CT

C. OGTT

D. 甲肝 5 项

E. AFP

F. 以上均正确

3. 入院后患者出现排便次数增多，呈脂肪泻，胰腺 CT 提示胰腺稍大，未见明显占位性病变。下一步宜进行的检查有（　）。

A. ERCP

B. 超声内镜检查

C. 粪便找脂肪滴

D. 血 CEA

E. 血淀粉酶

F. 尿淀粉酶

4. 我国慢性胰腺炎最常见的病因为（　）。

A. 酗酒

B. 胆道疾病

C. 急性胰腺炎

D. 高脂血症

E. 免疫性疾病

F. 高钙血症

5. 慢性胰腺炎的并发症有（　）。

A. 糖尿病

B. 胰腺癌

C. 脂肪泻

D. 消化道出血

E. 肝硬化

F. 肝炎

6. 以下治疗不适宜于慢性胰腺炎的有（　）。

A. 应用镇痛药

B. 应用 H_2受体阻滞剂

C. 口服枸橼酸

D. 腹腔神经丛阻滞

E. 应用抗生素

F. 内镜行介入治疗

（7～14 题共用题干）

患者，女性，30 岁。右下腹痛 6 年，有慢性腹泻史，无脓血便。查体：体温 38.2℃，呼吸 24 次/分，血压 90/60mmHg，腹平软，肝脾未触及，右下腹可扪及 3cm×4cm 包块，质中等，边界欠清，轻触痛。

7. 对该病例考虑的疾病有（　）。
   A. 溃疡性结肠炎
   B. 克罗恩病
   C. 肠结核
   D. 结肠癌
   E. 阿米巴痢疾
   F. 急性阑尾炎

8. 辅助检查：ERS 48mm/h，Hb 90g/L，钡灌肠示回肠末段及邻近升结肠呈细条状钡影。该患者应优先进行的检查有（　）。
   A. 便常规
   B. 结肠镜
   C. 胸部 X 线
   D. 胶囊内镜
   E. 腹部 CT
   F. 全消化道钡餐

9. 肠镜：回肠末段见纵行溃疡，周围黏膜呈鹅卵石样，肠腔狭窄；病理活检示黏膜慢性炎症。为明确诊断应进行的检查有（　）。
   A. PPD 皮试
   B. 便找阿米巴原虫
   C. 便细菌培养＋药敏
   D. 便真菌培养
   E. 腹部 B 超
   F. 腹部 CT

10. 肛查发现肛瘘，便检查未见阿米巴，便细菌培养阴性，便真菌培养阴性，PPD 皮试阴性。本病例最可能的诊断为（　）。
   A. 克罗恩病
   B. 溃疡性结肠炎
   C. 肠结核
   D. 细菌性痢疾
   E. 小肠淋巴瘤
   F. 病毒性痢疾

11. 对该患者首选的治疗有（　）。
   A. 抗结核治疗
   B. 应用肾上腺糖皮质激素
   C. 应用氨基水杨酸制剂
   D. 应用硫唑嘌呤
   E. 非手术治疗
   F. 手术治疗

12. 克罗恩病的发病与下列哪些因素有关（　）。
   A. 病毒感染
   B. 结核杆菌感染
   C. 变态反应
   D. 免疫反应
   E. 遗传因素
   F. 传染

13. 患者经治疗后症状缓解，出院后继续泼尼松治疗，1 年后自行停用激素后出现右下腹痛剧烈。体检：贫血貌，全腹膨隆，腹肌紧张，全腹压痛明显，以右下腹为甚，反跳痛（+）。先进行的检查有（　）。
   A. 结肠镜
   B. 腹腔穿刺
   C. 血常规
   D. 肝肾功能
   E. 心电图
   F. B 超

14. 腹腔诊断性穿刺抽出不凝黄色液体。该患者可能的诊断是（ ）。
A. 急性阑尾炎并阑尾穿孔
B. 克罗恩病并肠穿孔
C. 宫外孕
D. 肠梗阻
E. 溃疡穿孔
F. 急性阑尾炎

（15~22 题共用题干）

患者，男性，17 岁。1 周前出现发热，继之出现食欲缺乏，伴恶心、呕吐。自服抗生素治疗体温未见下降，尿色深如红茶。查体：巩膜有可疑黄染，右上腹轻压痛，肝肋下 1cm，质中有压痛，脾未及。

15. 该患者可能的诊断为（ ）。
A. 胆囊炎
B. 急性胰腺炎
C. 急性病毒性肝炎
D. 十二指肠球部溃疡
E. 原发性肝癌
F. 急性肾炎

16. 为明确诊断应进行的检查有（ ）。
A. 血尿淀粉酶
B. 肝功能
C. AFP
D. 胆囊造影
E. 胃镜
F. 肠镜

17. 肝功能检查 TBil 84μmol/L，DBil 40μmol/L，ALT 200U/L，AST 120U/L。下一步应进行的检查有（ ）。
A. 甲肝与戊肝标志物
B. 乙肝标志物
C. 肠道病毒
D. 巨细胞病毒
E. 肥达反应
F. 丙肝标志物

18. 乙肝 5 项：HBsAg（+）、HBeAg（+）、HBcAb（+），HBV-DNA 7×10^{7} copies/ml。结果中提示 HBV 在体内复制的项目有（ ）。
A. HBsAg
B. HBeAg
C. HBcAb
D. HBV-DNA
E. HBsAb
F. HBeAb

19. 患者入院后食欲仍不佳，黄疸加深，淡漠少言，嗜睡，应答尚准确，但言语不清且较缓慢，扑翼样震颤可疑阳性。考虑患者的诊断为（ ）。
A. 急性重症乙型肝炎
B. 肝性脑病
C. 中毒
D. 尿毒症
E. 败血症
F. 急性肾炎

20. 该患者肝性脑病为以下哪期（ ）。
A. 前驱期
B. 昏迷前期
C. 昏睡期
D. 昏迷期
E. 昏睡前期
F. 清醒期

21. 能增加氨毒性的因素有（ ）。
A. 低钾
B. 高镁
C. 低蛋白血症
D. 休克

E. 低血糖
F. 酸中毒

22. 以下哪种疾病引起的肝性脑病预后好（ ）。
A. 腹水感染
B. 食管静脉曲张破裂出血
C. 门腔静脉分流术后、肝功能较好、进食高蛋白饮食引起者
D. 肝肾综合征
E. 重症肝炎
F. 以上均是

（23~25 题共用题干）

患者，男性，40 岁。因上腹部不适 3 个月就诊消化内科，查胃镜示胃大弯侧 0.6cm 广基隆起灶，黏膜表面光滑，肿块周围可见桥形皱襞，其余黏膜正常。

23. 该患者最可能的诊断是（ ）。
A. 胃腺瘤
B. 胃增生性息肉
C. 胃底腺息肉
D. 0~Ⅰ型早期胃癌
E. 胃平滑肌瘤

24. 针对该病灶的生物学特征和自然病程，最佳的治疗方案是（ ）。
A. 观察随访
B. 服用标准剂量 PPI
C. 服用舒林酸
D. 胃局部切除术
E. 肿瘤局部挖除术

25. 为明确诊断应首选的检查是（ ）。
A. 超声内镜检查
B. 增强 CT 检查
C. MR 检查
D. DSA 检查
E. 高分辨率变焦扩大内镜检查

（26~30 题共用题干）

患者，男性，65 岁。1 年前开始出现进食时偶发哽噎感，胸骨后刺痛，进食后症状消失，近 3 个月来自觉吞咽困难，明显消瘦，乏力。

26. 对于该患者可考虑的诊断有（ ）。
A. 食管炎
B. 食管癌
C. 食管息肉
D. 胃癌
E. 胃十二指肠溃疡

27. 以下与食管癌发病有关的因素是（ ）。
A. 经常食用过烫及粗硬食物
B. 食物被多种真菌污染
C. 水及土壤中钼的含量低，硝酸盐含量高
D. 患有食管裂孔疝、长期严重反流性食管炎患者
E. 空气污染

28. 患者入院第 2 天行纤维胃十二指肠镜检查，食管可见一隆起溃疡性病变，约环管腔一周，考虑为食管癌，并取组织 5 块，食管癌主要好发于食管的（ ）。
A. 颈段
B. 上段
C. 中段
D. 下段
E. 腹段

29. 5 天后病理提示为食管鳞癌，食管鳞癌的发生与下列哪些因素有关（ ）。
A. 真菌
B. 亚硝胺

C. 进粗硬、过烫食物

D. 遗传因素

E. Barrett 食管

30. 食管癌的大体病理可分以下哪几型（　）。

A. 缩窄型

B. 蕈伞型

C. 髓质型

D. 梗阻型

E. 溃疡型

（31~35 题共用题干）

患者，男性，55 岁。酒后 12 小时出现中上腹痛，继之呕鲜红色血液 200ml。体检：腹软，中上腹有压痛，肝未扪及，脾肋下 1.5cm，血压正常。

31. 为了明确诊断，首先应进行的检查是（　）。

A. 骨唾液酸蛋白（BSP）

B. 上消化道钡剂检查

C. 钡剂灌肠

D. 选择性腹腔动脉造影

E. 内镜检查

32. 来急诊室后，患者呕血不止，烦躁、出冷汗。首要的处理应是（　）。

A. 快速输血

B. 口服去甲肾上腺素

C. 静滴酚磺乙胺

D. 静滴垂体后叶素

E. 手术治疗

33. 结果诊断为食管静脉曲张破裂出血，处理方法为（　）。

A. 门腔静脉分流术

B. 输葡萄糖液 3000ml

C. 静脉滴注生长抑素

D. 静脉滴注西咪替丁

E. 脾切除术

34. 经上述处理出血仍不止，先采取的措施是（　）。

A. 三腔二囊管压迫止血

B. 门腔静脉分流术

C. 凝血酶原复合物静脉滴注

D. 应用普萘洛尔

E. 反复输血

35. 经上述处理后血压稳定但仍呕血不止，患者出现皮肤黄染及腹水，进一步的处理为（　）。

A. 脾切除术

B. 静脉滴注对氨苯甲酸

C. 门腔静脉分流术

D. 大量输血

E. 食管静脉注射硬化剂

（36~38 题共用题干）

患者，男性，40 岁。因上腹部不适及黑便做胃镜检查，胃镜显示胃窦部黏膜严重充血，水肿，小弯处有多处黏膜剥脱及黏膜下出血点。活检报告：黏膜可见中性粒细胞、淋巴细胞浸润和血管破裂及出血。

36. 最可能的诊断是（　）。

A. 急性糜烂性胃炎

B. 胃窦部多发性溃疡

C. 萎缩性胃炎

D. 慢性浅表性胃炎

E. 胃泌素瘤

37. 患者因感冒服对乙酰氨基酚 2 片后感上腹不适，呕吐咖啡样物约 500ml，首选的治疗是（　）。

A. 注射维生素 K

B. 口服云南白药

C. 注射垂体后叶素

D. 口服甲硝唑
E. 静滴西咪替丁

38. 萎缩性胃炎最可能是癌前病变的病理改变是（　）。
A. 肠腺化生
B. 假性幽门腺化生
C. 黏膜固有膜腺体萎缩
D. 重度不典型增生
E. 腺体萎缩伴局部增生

（39~41 题共用题干）

患者，男性，44 岁。慢性乙型肝炎史 10 年，因乏力、消瘦、胃纳不佳，肝区时有胀痛不适 1 年来诊。体检：巩膜无黄染，无蜘蛛痣，肝肋下 1.5cm，质中无压痛，脾肋下 2cm，质中。无移动性浊音，肝功能正常，HBsAg（+），抗 HBe（+），抗 HBc（+）。拟诊为乙型肝炎肝硬化。

39. 对诊断结节性肝硬化最有价值的体征或检查是（　）。
A. 脾肿大
B. 蜘蛛痣
C. 肝功能不正常
D. 乙肝标志阳性
E. 食管钡剂检查下段有蚯蚓样充盈缺损

40. 下列最有助于确立诊断的检查是（　）。
A. MAO 测定
B. B 型超声检查
C. CT 检查
D. 免疫球蛋白测定
E. 肝活组织检查

41. 结节性肝硬化典型的组织学变化是（　）。
A. 假小叶形成
B. 门管区因结缔组织增生而增宽
C. 肝内动脉及肝静脉小支互相交通吻合
D. 假胆管形成
E. 假小叶内肝细胞仍有坏死与再生

（42~45 题共用题干）

患者，女性，45 岁。间歇性发作咽下困难 3 个月，伴反酸胃灼热，症状可因情绪波动诱发。食管造影未见异常。

42. 诊断首先考虑为（　）。
A. 食管癌
B. 胃食管反流病
C. 食管贲门失弛缓症
D. 食管裂孔疝
E. 硬皮病

43. 对上述诊断最有意义的检查是（　）。
A. 食管 pH 监测
B. 胸部 CT
C. 胃镜检查
D. 食管动力检查
E. 食管滴酸试验

44. 治疗最有效的药物为（　）。
A. PPI
B. H_2受体拮抗剂
C. 胃黏膜保护剂
D. 促动力剂
E. 抗酸剂

45. 可加重症状的药物不包括（　）。
A. 抗胆碱能药物
B. 胃黏膜保护剂
C. 铋剂
D. 制酸剂
E. 促动力剂

参考答案

一、单选题

1. D	2. B	3. D	4. B	5. E	6. E	7. B	8. A	9. D	10. C
11. C	12. C	13. C	14. C	15. C	16. E	17. B	18. E	19. E	20. C
21. E	22. B	23. E	24. C	25. D	26. D	27. D	28. B	29. D	30. D
31. C	32. C	33. A	34. A	35. E					

二、多选题

1. BCD	2. ACE	3. ADE	4. ABCD	5. AB
6. ABCE	7. ACDE	8. BC	9. ABC	10. ABCE
11. CD	12. ABDE	13. BCDE	14. BCDE	15. ABC
16. ABCE	17. ABCD	18. ABCD	19. ABCDE	20. ABCD

三、案例分析题

1. CD	2. B	3. ABC	4. B	5. ABCD
6. E	7. BC	8. ABC	9. ABC	10. A
11. BC	12. DE	13. BCDE	14. B	15. C
16. B	17. B	18. BD	19. AB	20. A
21. ACDE	22. C	23. E	24. A	25. A
26. ACDE	27. ABCD	28. C	29. ABCD	30. ABCE
31. E	32. A	33. C	34. A	35. E
36. A	37. E	38. D	39. A	40. C
41. C	42. B	43. A	44. A	45. BCDE